リクツがわからずに診療していませんか？

臨床力をアップさせる循環器のギモン31

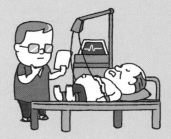

【著】
古川哲史
Tetsushi Furukawa

南江堂

序文

　人にはすごく物覚えのいい人とそうでない人がいます．学生時代，女子学生の電話番号をあっという間に覚えてしまった，なんていう猛者もいましたが，きっとphotographic memoryがすごかったのでしょう．筆者はというと，学生時代，試験前は覚えられなくてヒーヒーいっていた口で，最近ではコンピューターのセットアップのときにIPアドレスなどをいちいち見ないといけないので，つくづく記憶力のなさを痛感しています．ただ無抵抗に試験に落ちるわけにもいかないので，記憶しなくてはならないときは何か関係するものと結び付けたり，どうしてそうなるのかを理解したり，必死の悪あがきをして覚えていました．最近知ったのですが，脳科学ではこれは右脳を使って記憶しているということになり，理にかなった記憶方法らしいです．

　循環器の臨床でも，やっぱり記憶はダメですぐに忘れてしまいます．学生時代の成功（非失敗）体験に基づいて，また何かと結び付けたり，そのメカニズムを理解して記憶するようにしています．すると，「なるほどそうなっているのか」と無味乾燥になりがちな臨床が興味深く，楽しく，カラフルになります．そうはいっても，最近の基礎研究の進歩は目を見張るものがあり，多忙な臨床の先生方にはなかなかこれらをフォローする時間をとることが困難かもしれません．そこで，このようなワクワクした気持ちを皆さんにも共有していただきたいとの思いから，特に面白く，また知っておくと臨床にも役に立つと思われる循環器基礎研究の話題を集めて一冊の本にしました．日常臨床にすぐに役に立つことはないかもしれません．でも，きっと患者さまや病気を今までとは違った視点から眺めることができるようになるのではないでしょうか？　本書が皆様の臨床を豊かなものにする一助となれば，この上ない望外の喜びです．

　最後に，本の執筆をサポートしてくださった南江堂の平野さま，一條さまにこの場を借りて深謝申し上げます．

2016年10月

古川　哲史

目次

1 新しいカテーテルアブレーション技術
  ―心筋細胞だけを選択的に死滅させる!? ─────── 1

2 孔にヒミツが!?
  ―心不全で肺水腫が起こる本当のメカニズム ─────── 7

3 いったい何か？　カルペリチドの心保護作用 ─────── 15

4 意味はあるの？　―減塩食の隠し味！ ─────── 23

5 HDLコレステロールはすべてが善玉というわけではない ── 29

6 HDLが機能不全となる理由 ─────── 39

7 MI beget MI―心筋梗塞が心筋梗塞を引き起こす ─────── 47

8 思いがけないお酒と心筋梗塞の関係 ─────── 53

9 QT延長症候群が特定の状況で発作を起こしやすい理由 ─── 59

10 着るだけで心電図が取れるTシャツ ─────── 67

11 血液型が血栓症（心筋梗塞，脳梗塞など）のリスク！ ─── 71

12 血管内皮でつくられたNOの輸送を制御するヘモグロビン ── 77

13 血小板血栓とフィブリン血栓 ─────── 83

14 コレステロール合成の脇道がもたらすスタチンの
  抗酸化作用と横紋筋融解症 ─────── 91

15	高齢出産に伴う先天性心疾患リスクを減少させる女性のエクササイズ	99
16	再生しないと思われていた心筋細胞も一定の割合で再生する	103
17	循環器医の必需品ループ利尿薬がダウン症候群の認知障害に有効	109
18	CRTが有効な理由	115
19	CRTを利用した心疾患の「脱感作療法」	121
20	心不全のβブロッカーはなぜカルベジロール？	125
21	心房細動は脊椎動物が陸上化することで生じた不整脈	133
22	スタチンの次のブロックバスター候補，PCSK9介入薬	139
23	ストレスと心筋梗塞の興味深い関係―ICU勤務・W杯観戦も心筋梗塞発症リスク	145
24	大規模臨床試験・EBMの草分けCASTスタディ―心筋梗塞後の心室期外収縮	151
25	トルバプタンが低ナトリウム血症を起こさない理由	157
26	内因性血栓除去機構「angiophagy」―加齢で血栓症が増加する基盤	161
27	肉食と心血管病リスクの関係は腸内細菌が鍵！	165
28	妊娠中の過度のダイエットは「NO！」	173

29	「不整脈を起こす薬」イソプロテレノールがブルガダ症候群で抗不整脈作用を示す理由	179
30	まだ見ぬわが子のために新郎は食事に注意！	183
31	ワルファリン服用者は納豆が食べられないのはなぜ？	187
索　引		191

1 新しいカテーテルアブレーション技術
―心筋細胞だけを選択的に死滅させる!?

a こんなギモンがあります

　不整脈の治療には，薬物・手術・ペースメーカなどに加えてカテーテルを使った心筋焼灼術（カテーテルアブレーション）が用いられています．カテーテルアブレーションは1981年にはじめてヒトで行われましたが，わずか30年の間にWPW症候群などでは第一選択治療といってよいくらいに普及し，最も多い不整脈である心房細動でも良好な成績をあげています．その一方で，合併症の発生も無視できません．心タンポナーデ，心房食道瘻，肺静脈狭窄，冠動脈傷害などが重篤な合併症でしょう．冠動脈傷害などは，死滅させたいのは心筋細胞だけなのに心筋細胞以外の細胞にもアブレーション傷害が及んでしまうことが原因です．他の種類の細胞には影響を与えず，心筋細胞だけ死滅させるような選択的治療はできないのでしょうか？

b まず結論から

　「光線力学的治療法（photodynamic therapt：PDT）」と呼ばれる，がんに対して利用されているレーザーを使った細胞選択的死滅方法があります．これを心臓に応用することで，心筋細胞特異的に死滅させることが動物実験レベルでは可能となってきています．今後臨床トライアルが進められることでしょう．

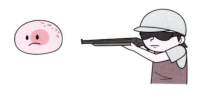

標的（心筋細胞）だけを狙い撃ち（レーザー照射）できる!?

C　その根拠は？

1) *in vitro* 実験

　<u>PDTとは，光増感剤（photosensitizer）を細胞選択的に取り込ませ，レーザーを照射することにより活性酸素などの有害物質を発生させて細胞を傷害する方法です．治療において細胞選択性を必要とする疾患は，なんといってもがんでしょう．がん細胞だけを死滅させて，正常細胞は生かさなくてはいけないので，PDTはまさにがんを対象に著しい発展を遂げてきたテクノロジーといえます．</u>

　PDTを，カテーテルアブレーションで心筋細胞選択的に死滅させることに応用した論文が2015年 Science Translational Medicine誌に発表されました[1]．本論文では，「コリンe6（Ce6）」と呼ばれる光増感剤を用いています．マグコロールなどの緩下剤や様々な化粧品の基剤として使われているポリエチレングリコール（PEG）とCe6を融合させることで，Ce6の生体への投与が可能となりました．さらに心筋細胞選択的にデリバリーするために，「心臓標的ペプチド（cardiac targeting peptide：CTP）」を融合したナノ粒子CTP-Ce6-PEGを作製しています（**図1a**）．*in vitro*で心筋細胞と線維芽細胞の共培養系にCTP-Ce6-PEGを投与すると，心筋細胞だけに取り込まれ，レーザー照射によって心筋細胞だけを死滅させることができます（**図1b, c**）．

2) *in vivo* 実験

　2015年 Science Translational Medicine誌の論文[1]では，次にラット心房細動モデルにおいてカテーテルアブレーションの有効性と安全性を*in vivo*で検討しています．心筋細胞標的化レーザー治療でも非標的化レーザー治療でも，細胞内電位の振幅は著明に減少し，心筋細胞死が起きていることが確認されています（**図2a**）．また，心房細動も出現しなくなっています（**図2b**）．

　もともと通常のカテーテルアブレーションでも有効性に問題があったわけではないので，標的化レーザー照射でも非標的化レーザー照射でも心筋細胞が死滅することは当然です．通常のカテーテルアブレーションで問題となっていたのは，安全性です．*in vivo*においても標的化レーザー照射

1 新しいカテーテルアブレーション技術—心筋細胞だけを選択的に死滅させる!?

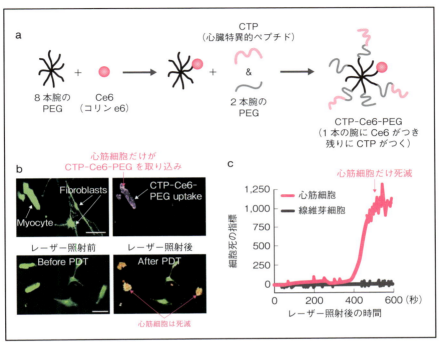

図1　CTP-Ce6-PEGによる心筋細胞選択的死滅
a：CTP-Ce6-PEGの構造．
b：CTP-Ce6-PEGの心筋細胞選択的取り込み（上図）とレーザー照射による心筋細胞選択的死滅（下図）．
c：CTP-Ce6-PEGによる心筋細胞選択的死滅．

（文献1 Figure 1A, 1C, 1Dより改変引用）

では心筋細胞だけが死滅していますが，非標的化レーザー照射では心筋細胞だけでなく，線維芽細胞・血管内皮細胞もすべて死滅しています（**図3a**）．術後生存率をみてみると，非標的化レーザー照射では術後死亡は100％なのに対して（**図3b赤線**），標的化レーザー照射では術後死亡はゼロです（**図3b緑線**）．このように標的化レーザー照射の有効性と安全性が小動物モデルで得られたことから，今後は大動物での前臨床トライアル⇒first-in-manへと進んでいくことが期待されます．

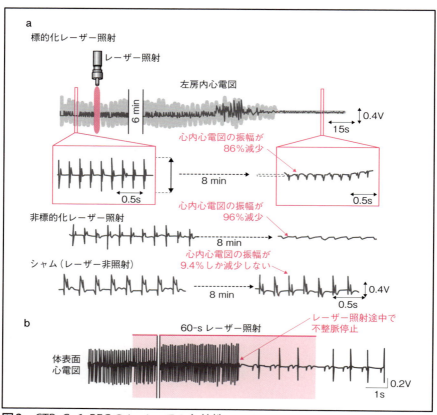

図2 CTP-Ce6-PEGの *in vivo* での有効性
a：レーザー照射による細胞内電位の振幅の縮小.
b：レーザー照射による心房細動の停止.

（文献1 Figure 4B, Figure 5Aより改変引用）

1 新しいカテーテルアブレーション技術—心筋細胞だけを選択的に死滅させる!?

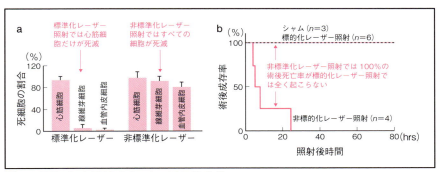

図3 CTP-Ce6-PEGの *in vivo* での安全性
a：標的化レーザー照射による心筋細胞選択的死滅.
b：レーザー照射後の死亡率.

（文献1 Figure 3D, Figure 6Bより改変引用）

d 臨床ではこう捉える！

　これは，カテーテルアブレーションを生業とする一部のスペシャリストだけが興味を示す，マニアックな話題であるのかもしれません．筆者もカテーテルアブレーションをしていたのは，何十年も前のことなので，今ではまったくの門外漢・ド素人です．それでも，こんなテクノロジーが利用可能になったら，きっとアブレーション効率も飛躍的に上がるだろうな，と期待してしまいます．アブレーション技術の進歩は，最近ではクライオアブレーションなど，多くの医師が簡便かつ安全にアブレーションができるテクノロジー開発の方向に向かっています．本テクノロジーはこれとは逆の流れで，冠動脈周囲の難しい症例に特にその道のスペシャリストが応用する類のテクノロジーでしょう．これによって，アブレーションが不適応であった症例が少しでも拾い上げられるようになることが期待されます．

ポイント

- ✓ PDTとは，光増感剤を細胞特異的に取り込ませ，同細胞内で活性酸素などの有害物質を発生させて，細胞特異的に死滅させるテクノロジーです．
- ✓ PDTはがん治療で開発が進められてきましたが，心臓標的ペプチドを利用することで心筋細胞特異的に死滅させることが動物実験レベルで確認されました．
- ✓ 小動物モデルで，心房細動のカテーテルアブレーションによる治療効果と安全性が検討され，治療効果が従来法と変わらないまま，安全性だけが飛躍的に改善されました．
- ✓ 今の段階では小動物レベルでの結果ですので，今後大動物前臨床試験，first-in-manへと進められていくと考えられます．

文 献

1) Avula UMR, et al. Cell-selective arrhythmia ablation for photomodulation of heart rhythm. Sci. Transl. Med. 2015；**7**：311ra172.

2 孔にヒミツが!?
―心不全で肺水腫が起こる本当のメカニズム

a こんなギモンがあります

　急性心不全による入院の最大の要因は肺水腫でしょう．最近急性心不全治療のトレンドとなっているクリニカル・シナリオ（CS）でも，CS1とCS2は肺水腫が主な病態です（**メモ参照**）．肺水腫はどのような機序で引き起こされ，これに関与する分子，すなわち創薬の標的は何なのでしょうか？

b まず結論から

　肺水腫には肺静脈圧上昇が重要ですが，これにより形成される肺胞-毛細血管バリアの孔が関係します．この孔の形成にはTRPV4と呼ばれる陽イオンチャネルが関与しており，TRPV4チャネルのアンタゴニストによりこの孔形成が抑制され，肺水腫が軽減します．利尿薬などにより肺静脈圧を下げても，肺胞-毛細血管バリアに空いた孔がふさがらないと肺水腫を再発してしまうことは容易に想像がつくところであり，早すぎる利尿薬の中止は肺水腫再発の原因となります．

メモ：クリニカル・シナリオ

　急性心不全の治療では，スワン・ガンツカテーテルを挿入し，心係数と肺動脈楔入圧を測定し，心不全が属するForrester分類に応じて治療法を決定するのが王道です．ところが，スワン・ガンツカテーテルはすべての病院で施行可能であるわけではなく，またスワン・ガンツカテーテルを挿入するまでにかかる時間も問題となります．そこで，最近一般的な身体・検査所見を頼りに治療を開始するクリニカル・シナリオ（CS）と呼ばれる概念が導入されました．

　CSは1〜5に分類されますが，CS4は急性冠症候群・CS5は右心不全という特殊病態であり，一般の心不全があてはまるのはCS1〜CS3です（図1）．この3つは収縮期血圧だけを用いた簡便な分類法で，CS1は急速に肺水腫が進む血管不全，CS2は緩徐に肺水腫が進む血管不全＋容量負荷，CS3は左心機能低下が主な病態です．

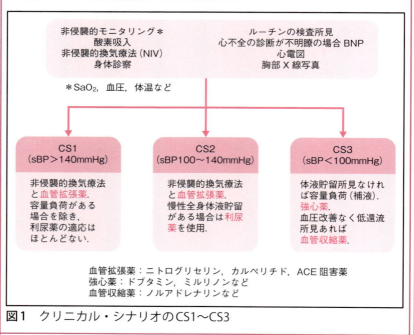

図1　クリニカル・シナリオのCS1〜CS3

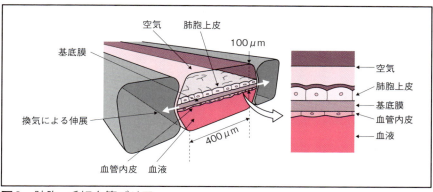

図2 肺胞-毛細血管バリア

(文献1 Figure 1Bより改変引用)

C　その根拠は？

1）肺胞-毛細血管バリア（alveolar-capillary barrier）とその傷害

　　肺水腫がなぜ起こるのか，真剣に考えたこと，ありますか？「心不全では，左室拡張末期圧の上昇が起こり，引き続き起こる肺静脈圧上昇に伴い体液が肺胞腔へリークし，肺水腫が引き起こされる」と説明されているのではないでしょうか？　体液の肺胞腔へのリークに特定のイオンチャネルが関与することを示す論文が，2012年 Science Translational Medicine 誌に発表されました[1,2]．

　　<u>肺では，図2のように基底膜を介して肺胞腔の上皮細胞と毛細血管の内皮細胞が接しています．この部位を「肺胞-毛細血管バリア（alveolar-capillary barrier）」と呼びます．</u>

　　in vitro の肺胞-毛細血管バリア標本でIL-2を投与すると，肺水腫が惹起されます．この薬剤誘発性肺水腫モデルでは，血管内皮細胞が基底膜から解離し，血管内皮細胞バリア・肺胞上皮細胞バリアに孔が開くことがわかりました（**図2**）．この孔を通って毛細血管内の血漿が肺胞腔にリークすることが肺水腫の原因となるのです．血中からは，プロトロンビンやフィブリノーゲンなどの凝固関連因子も漏出するので，肺胞腔内で組織因子による凝固カスケードの活性化が起こりフィブリン血栓が形成されます．これがガス交換効率の低下に拍車をかけるのです．

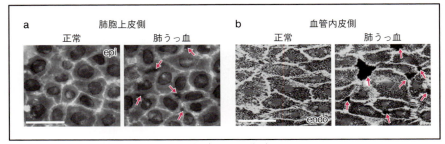

図2　肺水腫による肺胞-毛細血管バリアの傷害
a：肺胞上皮（epi：epithelium）側からみた像．
b：血管内皮（endo：endotheloium）側からみた像．
いずれも赤矢印は肺胞-毛細血管バリアに生じた孔を示します．

（文献1 Figure 2Cより改変引用）

2）肺胞-毛細血管バリアにおけるTRPV4チャネルの役割

　　よほどの専門家でない限り，肺水腫の患者さんを治療するとき，こんな孔の存在を頭に思い浮かべないと思います．また，よほどの専門家であっても肺-毛細血管バリアに孔が開く機構までは考えないのではないでしょうか？　もちろん，毛細血管内圧が上がることが誘因なのですが，毛細血管内圧が上がるとどうして孔が開くのでしょう？

　　これには，TRPV4と呼ばれるTRPファミリーに属するチャネルが関係します（**メモ参照**）．TRPV4は肺胞・毛細血管バリアで毛細血管側にだけ発現し，ヒト心不全肺ではその発現が上昇します．2012年Science Translational Medicine誌[2]の論文で，心不全肺水腫モデルでTRPV4のアゴニスト・アンタゴニストを使ってTRPV4の関与を調べています．様々な動物種から単離した肺の肺胞-毛細血管バリア標本でTRPV4アゴニストを投与すると，基底膜からの血管内皮細胞の解離が起こり，逆にTRPV4アンタゴニストを投与するとこの解離が抑制されます（**図3**）．また，肺の湿重量/乾重量を指標に肺水腫の程度を評価すると，TRPV4アゴニストにより増強し，TRPV4アンタゴニストにより軽減します．TRPV4チャネルが，毛細血管内圧が上がることによる機械的刺激によって開口するものと考えられます．TRVP4チャネルはCa^{2+}を透過するので，細胞内Ca^{2+}レベルが上昇し，これがセカンドメッセンジャーとして何らかのシグナルを伝達することが孔の形成に関与すると考えられますが，そのシグナルが何な

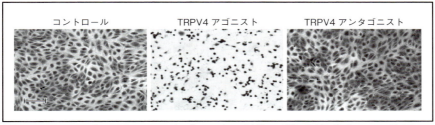

図3 TRPV4アゴニスト・アンタゴニストの肺胞－毛細血管バリアへの作用
（文献2 Figure 3Aより改変引用）

のかは現時点では不明です．したがって，この孔形成の経路に介入する手段としては，今のところその入口のTRPV4チャネルに介入するしかあり

=== メモ：TRP ===

　TRPはtransient receptor potentialの略で，もともとはショウジョウバエの網膜でロドプシン刺激により活性化される視覚に関係する非選択的陽イオンチャネルとして同定されました．チャネルの開閉を制御する仕組みをゲーティング（ゲートを開け閉めすることからきています）と呼び，通常のチャネルのゲーティングは電位変化やリガンドの結合により制御されています．前者のタイプのチャネルを電位依存性チャネル，後者をリガンド作動性チャネルといいます．TRPチャネルはこれらのチャネルとは一線を画したゲーティング機構を有します．哺乳類で最初に同定されたTRPチャネルのTRPV1は，カプサイシンという辛味の原因となる化学物質により活性化されるチャネルで，外国でも「わさびチャネル」とのニックネームで呼ばれることもあります．その後同定された様々なTRPチャネルは，機械的刺激，温度変化，炎症代謝物のアラキドン酸などの化学的刺激など，多彩な刺激によりゲーティングが制御され，またひとつのチャネルが多彩な複数の刺激により制御されるという特徴を持つことがわかりました．TRPV4チャネルも，機械刺激，浸透圧刺激，UV，温度変化など多彩な刺激によって活性化されます．

　TRPチャネルは，TRPV4に限らず多くの疾患発症と関係することが近年次々に明らかになっています．まだ同チャネルを標的とする治療薬は市販されていませんが，各製薬会社はその開発に勢力を注いでいます．

表1 マウス心筋梗塞肺うっ血モデルにおけるTRPV4アンタゴニストの治療効果

	シャム ($n=8$)	心筋梗塞 TRPV4アンタゴニスト ($-$) ($n=19$)	心筋梗塞 TRPV4アンタゴニスト ($+$) ($n=24$)
梗塞範囲	1±1%	48±4%*	43±3%
FS	40±2%	14±2%*	16±2%
肺湿重量	131±2 mg	214±17 mg*	163±8 mg#
肺湿重量/体重	5.3±0.1 mg/g	8.9±0.7 mg/g*	6.9±0.4 mg/g#
SaO_2	96±3%	89±4%*	96.9±0.4%#
PaO_2	122±15 mmHg	79±7 mmHg*	103±4 mmHg#
$PaCO_2$	34±3 mmHg	41±3 mmHg	37±2 mmHg

*$p<0.05$ versus sham, #$p<0.05$ versus MI only

ません．

さらに，同じグループから2012年Science Translational Medicine誌に発表された論文では[3]，*in vivo*でマウス心筋梗塞による心機能低下に合併する肺水腫モデルを用いてTRPV4アンタゴニストの治療効果を検討しています．TRPV4アンタゴニストを投与すると，心筋梗塞サイズ・心機能低下は同程度であるのに対して，肺湿重量の上昇および動脈血の酸素飽和度・酸素分圧の低下，すなわち肺水腫が抑制されました（表1）．

d 臨床ではこう捉える！

心不全では，左室拡張期圧・肺静脈圧の上昇に伴い体液が肺胞腔へリークし，肺水腫とこれに合併する労作性呼吸困難・運動耐容量低下などの臨床症状が引き起こされます．現時点では，循環血液量の減少と血管内への体液のシフトを狙い，利尿薬と血管拡張薬を主体とした治療が行われています．これらの治療では必ずしも十分な効果が得られないこともしばしばあり，治療に難渋した経験をみなさんお持ちなのではないでしょうか？

いくら利尿薬で循環血液量を減らしても，またいくら血管拡張薬で肺胞腔から拡張した血管への体液シフトが増えても，毛細血管と肺胞腔の間に

孔が開いたままだと体液の肺胞腔への漏出を防ぎきれないことは容易に理解できますよね．もし，薬物，すなわちTRPV4アンタゴニストによってこの孔の閉鎖を促進することができれば，肺水腫の画期的な治療薬となることが期待されます．臨床家としては，早くそのような薬が導入されることを望んでいます．

また，肺静脈圧上昇だけが肺水腫の原因であれば，利尿薬・血管拡張薬で肺静脈圧を下げてあげればよいことになります．ところが，肺水腫で入院した患者で利尿薬・血管拡張薬の治療で肺静脈圧が下がり肺水腫が改善したので大丈夫，と考えて利尿薬を減量していくとすぐに肺水腫が再発して再入院となることがあります．肺胞-毛細血管バリアの孔という構造的な変化が関係するので，これが修復されるためには一定の時間が必要なのでしょう．一定の時間とはどのくらいなのか，すなわち利尿薬・血管拡張薬の漸減のタイミングをどの程度と考えたらよいのかも，臨床家としては是非知りたいところです．

ポイント

- ✓ 肺水腫のときには肺静脈圧の上昇により肺胞-毛細血管バリアに孔が形成されます．この孔を通して血液が毛細血管から肺胞腔内へ漏出します．
- ✓ この肺胞-毛細血管バリアの孔の形成にはTRPV4と呼ばれるチャネルが関与します．
- ✓ TRPV4アゴニストはこの孔形成を促進し，TRPV4アンタゴニストはこの孔形成を抑制します．
- ✓ マウス実験で心筋梗塞後肺水腫を起こしたモデルで，TRPV4アンタゴニストを投与すると肺水腫を軽減し，治療効果が期待されます．

文献

1) Huh D, et al. A human disease model of drug toxicity-induced pulmonary edema in a lung-on-a-chip microdevice. Sci. Transl. Med. 2012；4：159ra147.
2) Thorneloe KS, et al. An orally active TRPV4 channel blocker prevents and resolves pulmonary edema induced by heart failure. Sci. Transl. Med. 2012；4：159ra148.
3) Chakir K, et al. G_{as}-based $\beta2$-adrenergic receptor signaling from restoring synchronous contraction in the failing heart. Sci. Transl. Med. 2011；3：100ra88.

3 いったい何か？ カルペリチドの心保護作用

a こんなギモンがあります

　急性心不全で血管拡張作用を狙って投与される薬物では，ニトログリセリンとヒト遺伝子組み換えANPのカルペリチド（ハンプ®）が双璧ではないでしょうか？　どちらも「グアニル酸シクラーゼ（GC）」と呼ばれる酵素を活性化して，GTPからセカンドメッセンジャーであるサイクリックGMP（cGMP）を産生します．cGMPはミオシン軽鎖の脱リン酸化を引き起こして，血管拡張作用をもたらします．同じcGMPをセカンドメッセンジャーとして利用するのに，ナトリウム利尿ペプチド（**メモ参照**）にはニトログリセリンにない心臓保護作用があるといわれています．ナトリウム利尿ペプチドの心臓保護作用とは何でしょう？

b まず結論から

　ナトリウム利尿ペプチド由来のcGMPとニトログリセリン由来のcGMPは，同じcGMPでも産生される場所，分解系などが異なっています．理由は不明ですが，ナトリウム利尿ペプチド由来のcGMPだけが心臓保護作用を有しています．

c その根拠は？

1）NO由来cGMPとhANP由来cGMPの局在の違い

　ニトログリセリンとヒト遺伝子組み換えANPのカルペリチド（ハンプ®）はどちらも，グアニル酸シクラーゼを活性化してGTPからセカンドメッセンジャーとしてのcGMPを産生します．ところが，カルペリチドには線維化，心筋細胞肥大などを予防する作用（これを「心臓保護作用」と総称しています）があることが示唆されていますが，ニトログリセリンでは

メモ：ナトリウム利尿ペプチド

　水分・塩分の調節は生物にとっては特に重要なもののようで，ヒトには体内の水分・塩分を調節する複数の機構が備わっています．主なものは下記の3つでしょうか：

> ✓ レニン-アンジオテンシン-アルドステロン（RAA）システム
> ✓ 抗利尿ホルモン（バソプレシン）
> ✓ ナトリウム利尿ペプチド

　このなかで，ナトリウム利尿ペプチドだけが，唯一水分・塩分の排泄に働く機構です．生物の進化発生をみてみると，実にうまく環境変化に適応してきていることがわかります．脊椎動物の進化過程で，海水中にいてナトリウムを排泄することが一大事だった魚類では，ナトリウムを排泄するナトリウム利尿ホルモンはすでに備わっていますが，ナトリウムを保持するRAAシステムはまだ備わっていません．RAAシステムは，脊椎動物が陸上化して血圧を維持するために塩分の保持が重要となってからはじめて備わったシステムです．

　心房は，魚類のころから存在する心耳と両生類になってあとからつけたされた心耳以外の心房が合わさってできています（図1）（「21. 心房細動は脊椎動物が陸上化することで生じた不整脈」参照）．魚類のころから備わっていたシステムの要素ANPが，心房のなかで魚類のころから備わっていた心耳から分泌され，両生類以降そなわってきたレニン，アンジオテンシン変換酵素が心耳以外の心房に存在するのも，「なるほどなあ」とうなずけませんか？

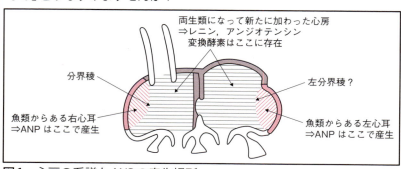

図1　心房の系譜とANPの産生場所

そのような作用は顕著ではないとされています．同じcGMPをセカンドメッセンジャーとして使っているのにもかかわらず，なぜこのような違いがあるのでしょう？

まず，ニトログリセリンとカルペリチドがcGMPを産生するメカニズムからみてみましょう．ニトログリセリンは細胞質に存在する「可溶性グアニル酸シクラーゼ（soluble guanylate cyclase：sGC）」を活性化してcGMPを産生します．これに対して，カルペリチドはT管の細胞膜に存在する細胞膜タンパク質ANP/BNP受容体のGC-Aに結合します．GC-Aはそれ自身がグアニル酸シクラーゼ活性を持つ酵素型受容体であり，「点状グアニル酸シクラーゼ（punctate guanylate cyclase：pGC）」と呼ばれます．これは，グアニル酸シクラーゼを染色したとき，sGCは細胞質にびまん性に染まってみえるのに対して，GC-Aは細胞膜上でスポット状に染まってみえるためでしょう．整理すると，**ニトログリセリン・カルペリチドはどちらもcGMPを産生しますが，産生する場所が異なっており，ニトログリセリンは細胞質の特に収縮タンパク質の近傍の細胞質でcGMPを産生するのに対して，カルペリチドは細胞膜，特に横行小管の細胞膜近傍でcGMPを産生します**（図2）．

2）NO由来cGMPとhANP由来cGMPの機能の違い

セカンドメッセンジャーの働きを考えるとき，どうしても合成系に目が行きがちですが，実は分解系も重要です．サイクリックヌクレオチド（cAMP，cGMPなど）を分解する酵素を総称して，ホスホジエステラーゼと呼びます．sGCにより産生されるcGMPは5型のホスホジエステラーゼ5（PDE5）により分解されますが，pGCにより産生されるcGMPは別のタイプの9型のホスホジエステラーゼ，PDE9により分解されます（図2）[1]．2015年Nature誌に発表された論文で[2]，圧負荷による心筋リモデリングをPDE9のKOマウスでカルペリチド由来のcGMPを増加させた場合と野生型マウスで比較しています．すると，野生型マウスでは収縮性低下・内腔拡大・線維化・心筋細胞肥大などのリモデリングが観察されますが，PDE9 KOマウスではこれらのリモデリングがほとんど観察されません．すなわち，カルペリチド由来cGMPに心臓保護作用があることがわかります（図3）．本当は，PDE5KOマウスとの比較があるとうれしいのですが，それは実際に当該研究を行っていないものの高望みかもしれません．

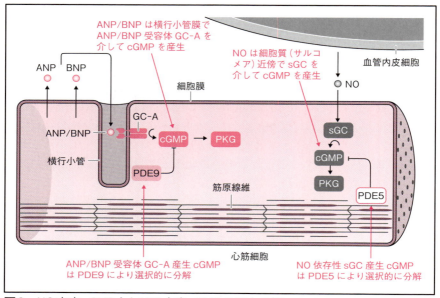

図2 NO由来cGMPとhANP由来cGMPの局在の違い

(文献1 Figure 1より改変引用)

　KOマウスを使った実験でしばしば問題となるのが，遺伝子のKOは発症前に行って予防効果の検討を行うものがほとんどであり，一度発症してしまった心病態を改善する作用，すなわち臨床的に治療効果は見込まれるのか，を検討したものが極めて少ない点です．その点当該論文では，圧負荷により心病態が発生してしまったマウスで，PDE9阻害薬PF-9613とニトログリセリン由来のcGMPを分解するPDE5の阻害薬シルデナフィルを投与して心機能を心エコー検査で調べています．すると，PDE9阻害薬により収縮性低下・内腔拡大が改善していますが(**図4右から2番目**)，PDE5阻害薬ではそのような改善効果は顕著ではありません(**図4右**)．すなわち，PDE9阻害薬には圧負荷により一度確立されてしまったあとでもその心病態を改善する作用がありますが，PDE5阻害薬にはそのような作用は認められません．

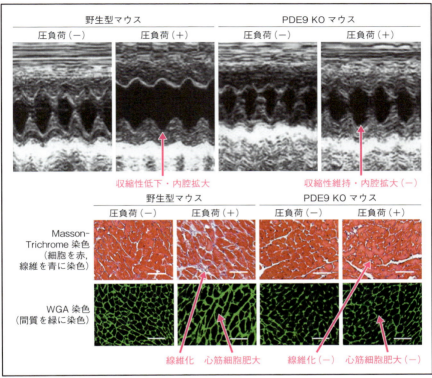

図3 hANP由来cGMPによる心臓保護作用

（文献2 Figure 3a, cより改変引用）

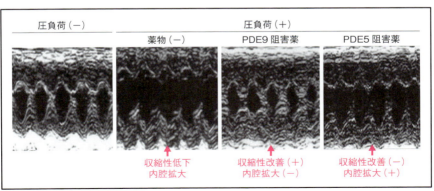

図4 PDE9阻害薬による圧負荷誘発心病態改善作用

（文献2 Figure 4aより改変引用）

d 臨床ではこう捉える！

　以上の結果だけをみると，急性心不全の治療にはニトログリセリンよりもカルペリチドのほうがよいように思えます．欧米ではANPではなくBNPが心不全に用いられます．そのため大規模臨床試験としてはBNP（nesiritide）を用いたデータがありますが，そのFUSION II（Follow-up Serial Infusions of Nesiritide in Advanced Heart Failure II）試験[3]，ASCEN-HF（Acute Study of Clinical Effectiveness of Nesiritide in Decompensated Heart Failure）試験[4]をみてみると，いずれでもBNPとニトログリセリンの間で全死亡や心不全による入院などに対する改善効果に差がみられていません．カルペリチドの心保護作用が動物実験だけの産物なのか，カルペリチド作用の一面（特に利益）だけをみており他の側面（特に不利益）を見逃しており，全体的にはニトログリセリンと違いがないのか，などは今後明らかになってくるものと思われます．

ポイント

- カルペリチドとニトログリセリンは，いずれもセカンドメッセンジャーcGMPを産生することによって血管拡張作用を有しており，急性心不全治療に用いられます．ところが，カルペリチドにはニトログリセリンにない心臓保護作用が認められるとされています．
- ニトログリセリンはsGCを介して収縮タンパク質近傍でcGMPを産生し，cGMPはPDE5により分解されます．一方，カルペリチドはpGC（GC-A）を介して横行小管近傍でcGMPを産生し，cGMPはPDE9により分解されます．
- カルペリチドにより産生されPDE9により分解されるcGMPには，理由はまだわかりませんが，圧負荷による心臓リモデリングを抑制し，圧負荷により確立された心病態を改善する働きがあります．

文 献

1) Kuhn M. A big-hearted molecule. Nature 416；519：416-417.
2) Lee DI, et al. Phosphodiesterase 9A controls nitric-oxide-independent cGMP and hypertrophic heart disease. Nature 2015；**519**：472-476.
3) Yancy CW, et al. Safety and efficacy of outpatient nesiritide in patients with advanced heart failure：results of the Second Follow-Up Serial Infusions of Nesiritide (FUSION II) trial. Circ. Heart Fail. 2008；**1**：9-16.
4) O'Connor CM, et al. Effect of nesiritide in patients with acute decompensated heart failure. N. Engl. J. Med. 2011；**365**：32-43.

4 意味はあるの？ ―減塩食の隠し味！

a こんなギモンがあります

　保険審査が厳しくなった現在では考えられないことかも知れませんが，筆者が研修医のころは時々教育入院と称して高血圧の患者が入院してきました．主に減塩食に慣れていただくのが目的だったように記憶しています．現在でも心疾患の患者が入院して来ると減塩食7gとか減塩食5gとかをオーダーすると思いますが，退院するとどうせ以前の食生活に戻ってしまうので入院中だけの医者の自己満足では，なんて悲観的に考えたりもしてしまうのですが，本当にそうなのでしょうか？　減塩食にはもっと重要なメリットはないのでしょうか？

b まず結論から

　塩味を感知する受容体や，食事から塩分を吸収する受容体は，意外にも比較的最近まで知られていませんでした．これらは，腎臓の集合管からNa^+再吸収を行っている上皮型Na^+チャネル（epithelial Na^+ channel：ENaC）と同一分子であることがわかりました[1]．高塩分食をとっているとこの受容体の発現量や感受性が変化して，塩分を多く含んでいてもしょっぱいと感じにくくなります．逆に低塩分食をとっていると少しの塩分でもしょっぱいと感じるようになります．入院中の減塩食には，このように低塩分食に対する適応を分子レベルで引き起こす重要なメリットもあるようです．

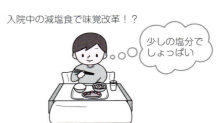

入院中の減塩食で味覚改革！？

少しの塩分でしょっぱい

C　その根拠は？

　味覚には5つの基本味，甘味・酸味・塩味・苦味・旨味があります．味蕾にこれらを検出する受容体があります．塩味に対する受容体は何でしょう？　これがわかったのは，実は意外に最近のことのようです．2010年のNature誌に[2]，<u>腎集合管に発現する上皮型NaチャネルENaCが味蕾の味覚受容体細胞にも発現し，これが塩味を検出する受容体であることが発表されました</u>（図1）．高塩分食を食べていると味覚受容細胞の塩味に対する感受性が低下し，ある程度塩分を含んだ食事でも味がうすいと感じるようになります．逆に，低塩分食を食べていると塩味に対する感受性が上昇し，少しの塩分を含む食事でもしょっぱいと感じるようになります．この塩味の感受性の変化は，受容体レベルで行われているのではなく，受容体からつながる味覚神経レベルで起きている適応現象であることがわかりました．

　秋田県は塩分摂取量が日本一多い県として知られています．昭和初期には，日本人の平均食塩摂取量は1日24gでした．その当時秋田県では実に1日34gの食塩を摂取していたそうです．今では，日本人の平均食塩摂取量は11gになり，秋田県でもずいぶん啓蒙活動が進んで塩分摂取量が減ったとはいってもいまだに14gと日本の平均より多くなっています．筆者は，4年間秋田県に単身赴任していた時期があります．最初，秋田県で食べる食事がお弁当でもラーメンでもすべてしょっぱくて閉口しましたが，いつの間にか（意外と速かったように記憶しています）しょっぱいと感じなくなっていました．家族が秋田に遊びに来て外に食事に行くと，「これしょっぱい」と驚くものでも自分は普通に感じていて，おそらく味覚神経で適応が起きていたのでしょうね．

　<u>ENaCは，腎集合管上皮細胞や味覚受容細胞以外にも発現します．それは大腸上皮細胞です．大腸で食事から食塩の吸収を担っています．</u>腎集合管のENaCは，アルドステロンにより発現が増加し，Na^+再吸収量・循環血液量が増加させます．心不全で低心拍出量になると，腎臓からのレニン分泌が増え，「レニン→アンジオテンシンⅡ→アルドステロン」のパスウェイでアルドステロン血中濃度が上昇します（**メモ参照**）．これが，Frank-Starlingの法則により低心拍出量の改善をもたらしますが，一方で循環血液量の増加からうっ血をもたらすことになります．実は，大腸上皮

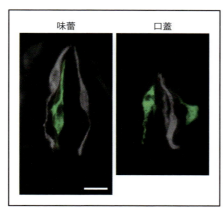

図1　味蕾・口蓋に発現するENaC
（文献2 Figure 4cより改変引用）

細胞にもミネラルコルチコイド受容体が発現しており，アルドステロンによりENaCの発現を調節しています．心不全などで血中アルドステロンが増加している人は，同じだけ食事で塩分をとってもより多くのNa^+が腸から体内に吸収されるのです．アルドステロンは，大腸では塩分取り込みを増やし，腎臓では塩分再吸収を増やして，循環血液量を二重のメカニズムで増加させているのです．

メモ：アルドステロンによるENaC発現調節

　ENaCは腎集合管の管腔側膜に存在し，Na^+の再吸収を行います（図2）．実は，Na^+の再吸収はK^+を代わりに分泌することで行われています．ENaCを介して集合管上皮細胞に取り込まれたNa^+は基底膜に存在するNa^+/K^+-ATPaseを介して間質に取り込まれ，代わりにK^+が間質から集合管上皮細胞に取り込まれます．このK^+は管腔側膜に存在するK^+チャネルROMKを介して集合管腔の尿中に排泄されます．

　アルドステロンは，腎集合管からのNa^+再吸収を増やします．アルドステロンはステロイドホルモンなので，細胞質に存在する受容体ミネラルコルチコイド受容体に結合します．ステロイドホルモンは受容体と結合すると核内に移行し，標的となる遺伝子のプロモーター領域に結合し遺伝子の転写活性化を起こすのが主作用です．アルドステロン-ミネラルコルチコイド受容体複合体の標的となる遺伝子が，ENaCとNa^+/K^+-ATPaseをコードする遺伝子であり，アルドステロンにより集合管でのNa^+再吸収とK^+分泌が引き起こされるのです．抗アルドステロン薬がK^+保持性利尿薬といわれるのは，Na^+再吸収とともにK^+分泌も抑制するからです．

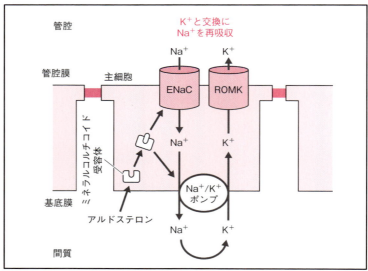

図2　アルドステロンの腎集合管における作用機序

臨床ではこう捉える！

　高血圧あるいは心不全の患者さんが入院して来ると，塩分制限食（7 g，5 g，3 gなど）をオーダーすると思いますが，どうせ退院したらもとの食事に戻ってしまうので入院中だけの医者の自己満足なんじゃないのかな，なんてこれまでは不謹慎にも考えていました．入院期間内に味覚神経の変化が起きていれば，入院後も困難なく低塩分食を続けることができるかもしれません．入院中の低塩分食は思った以上に意義がある医療行為なのですね．

　また抗アルドステロン薬は，腎臓からのNa^+再吸収を抑制するだけかと思っていましたが，腸上皮細胞におけるENaC発現も抑制することから，食事からの塩分吸収を抑制する可能性が考えられます．抗アルドステロン薬も思った以上に多彩な作用を持っているのかもしれません．

ポイント

- 腎集合管でNa^+再吸収を担うENaCは，味蕾と大腸上皮細胞にも発現しています．
- 味蕾では，塩味の感知を担っています．
- 大腸上皮細胞では，食事からの食塩吸収を担っています．
- 心不全により血中アルドステロンレベルが上昇すると，大腸上皮細胞のENaC発現が増加し，食事からのNa^+吸収量が増加します．抗アルドステロン薬は，腸からのNa^+吸収を抑制する作用を持つのかもしれません．

文　献

1) Clancy CE, et al. Insights into the molecular mechanisms of bradycardiac-triggered arrhythmias in long QT-3 syndrome. J. Clin. Invest. 2002；**110**：1251-1262.
2) Chandrashekar J, et al. The cells and peripheral representation of sodium taste in mice. Nature 2010；**464**：297-301.

5 HDLコレステロールはすべてが善玉というわけではない

a こんなギモンがあります

「LDLコレステロール＝悪玉コレステロール」，「HDLコレステロール＝善玉コレステロール」はすっかり世間的に認知された捉え方です．したがって，脂質異常症では，LDLを下げることに加えて，HDLを上げることが必要と考えられます．悪玉のLDLコレステロールを下げる薬には，スタチンという切り札があります．一方，善玉のHDLコレステロールを効果的に上げる薬はなく，製薬会社の長年のun-met needとなっています．最近，CETP阻害薬（**メモ参照**）がHDLコレステロールを100％前後，つまり2倍前後上昇させるという画期的な成果が報告されました．そこで，急性冠症候群患者で心血管イベントの抑制効果を調べたところ，なんと予想に反して心血管イベントを増やすという結果になってしまいました．どうして善玉コレステロールのHDLを上昇させたにもかかわらず，心血管イベントは増えてしまったのでしょう？

b まず結論から

これを機に「HDLコレステロール＝善玉コレステロール」というHDLコレステロール神話の見直しが行われています[1]．その結果，HDLコレステロールの盲点が次々に明らかとなりつつあるのが現状です．すなわち，HDLコレステロールにも悪玉コレステロールがあることが判明し，このようなHDLを「機能不全HDL（dysfunctional HDL）」と呼ぶようになりました．

===== **メモ：CETP** =====

　CETPはCholesterol Ester Transfer Proteinの頭文字をとった略語です．コレステロールの体内動態には，肝臓からVLDLとして放出され，遊離脂肪酸やコレステロールを末梢の組織にわたしつつ，IDL，LDLとなって肝臓に帰ってくる，コレステロールの肝臓から末梢への輸送を行う「LDLサイクル」，および新生HDLとして肝臓から放出され，末梢組織からコレステロールを回収して肝臓に帰ってくる，コレステロールの逆輸送を行う「HDLサイクル」があります．この2つのサイクルは基本的には独立していますが，1ヵ所だけ接点があります．それは，成熟HDLとVLDLの間です．HDLサイクルの終盤で末梢から回収してきた成熟HDLのコレステロールを，LDLサイクルの序盤のVLDLにわたし，代わりにトリグリセリドをVLDLからHDLに受けわたすステップです．これを触媒する酵素が，CETPです（**図1**）．

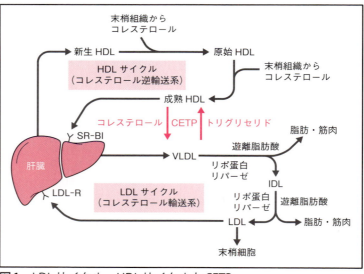

図1　LDLサイクル，HDLサイクルとCETP

C その根拠は？

1)「HDLコレステロール＝善玉コレステロール」でない根拠

　これまでの「HDLコレステロール＝善玉コレステロール」との捉え方をベースに，製薬会社において長年HDLコレステロールを上げる薬の開発が行われてきました．まず，既存の脂質異常治療薬のなかでHDLコレステロール上昇作用が最も強いナイアシンを用いた大規模臨床試験AIM-HIGH studyが行われました[2]．スタチン＋ナイアシンとスタチン＋プラセボで，心血管イベント発生率が比較されましたが，期待に反してナイアシンの併用は心血管イベントを減少させませんでした（図2）．

　ナイアシンのHDL上昇効果がわずかであることから，次に大きなHDL上昇作用が期待される創薬標的探しが始まりました．CETPはメモでも説明したように，成熟HDLとVLDLの間で，コレステロールとトリグリセリドを交換する酵素です．これを阻害することにより，善玉コレステロールHDLが上昇し，悪玉コレステロールLDLが低下することが予想されます．一見，理想的な薬物標的のように思えます．だからこそ，各製薬会社がこぞってCETP阻害薬の開発に取り組んだのでしょう．激しい先陣争いが繰り広げられた結果，最初に開発に成功したのがファイザー社です．新薬はトルセトラピブtorcetrapibと名づけられました．フェーズⅠ・フェーズⅡで，HDLコレステロールを46～106％上昇させました．今までの薬物に比べて圧倒的な効果です．そこで，おそらくファイザー社は勇んで急性冠症候群患者において大規模臨床試験を行ったのでしょう（ILLUSTRATE study）[3]．スタチン（atorvastatin）単独とスタチン＋トルセトラピブの比較です．ここでもHDLコレステロールは72％上昇しました．ところが，なんと心血管イベントはかえって増加してしまったのです（図2）．トルセトラピブは，アルドステロン血中濃度を上げる副次的作用を持っていたことから，そこに予想外に心血管イベントを増加させた理由が求められ，CETP阻害薬自体に対する期待はこの時点では表面上はそれほど揺らがなかったように感じられました（水面下でどうだったかは知りません）．しかし，ロシュ社が開発したダルセトラピブ（dalcetrapib），イーライ・リリー社が開発したエバセトラピブ（evacetrapib）が相次いで心血管イベントを減少させなかったことにより開発が中止に追い込まれ，

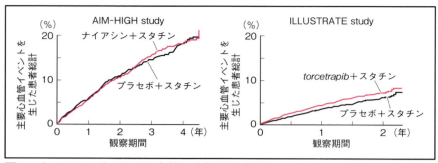

図2 ナイアシンとCETP阻害薬の大規模臨床試験
(文献2 Figure 1および2より改変引用)

　CETP阻害薬に対する疑念が入道雲のようににわかに膨らんできました．2016年時点で残されているのは，メルク社が開発したアナセトラピブ（anacetrapib）だけとなっています．アナセトラピブの急性冠症候群患者での成績もおそらく芳しくないのではないか，という悲観的な雰囲気が漂っています．

2）酸化HDLでは主作用の「コレステロール逆輸送」が障害

　そもそもHDLにはどのような機能があるのでしょう？ **HDLの主要な機能は，コレステロールをマクロファージから引き抜き肝臓に輸送する「コレステロール逆輸送（reverse cholesterol transport：RCT）」です．**これによって，アテローム硬化の進展が抑制されます．これに加えて，HDLには内皮型一酸化窒素（NO）合成酵素（endothelial NO synthase：eNOS）の活性化，血小板の抑制などの作用があります．「多面性効果（pleiotropic effects）」というとスタチンが有名ですが，上記の作用をHDLの多面性効果と呼んでいます．HDLの機能を整理し直すと，

> ✓ 主な機能　：コレステロール逆輸送（RCT）
> ✓ 多面性効果：NOSの活性化
> 　　　　　　　血小板の抑制

となります．

　動脈硬化巣は，酸化ストレスに曝露されています．2013年Journal of Clinical Investigationに発表された論文[4]で，酸化ストレスに曝された酸

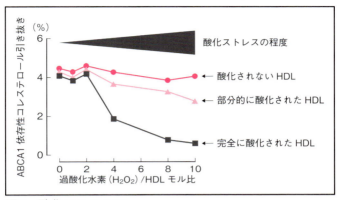

図3 酸化HDLのRCT

(文献5 Figure 2eより改変引用)

化型HDLではマクロファージからのコレステロールの引き抜きが低下することが示されました(**図3**).**すなわち,「酸化型HDL＝機能不全HDL」の可能性が示唆されたのです.** ちなみに2014年Nature Medicine誌に発表された論文[5]では,ヒトのアテローム硬化巣では,酸化されたHDLが増加していることが報告されています.

3) 酸化HDLでは多面性効果「eNOS活性化」も障害

　機能不全HDLコレステロールで,機能不全となるのは主機能のRCTだけなのでしょうか? 2011年Journal of Clinical Investigation誌に,冠動脈疾患者から採取したHDLコレステロールはeNOSの活性化が障害されていることが報告されています(**図4**)[6].

　酸化ストレスに曝露されたとき,通常のHDLは「paraoxonase-1 (PON-1)」と呼ばれる酸化から我が身を守る酵素を従えており,HDLは容易には酸化されません.酸化されていないHDLは,内皮細胞でスカベンジャー受容体SR-BIに結合しeNOSを活性化します.一方,LDLにはPON-1が結合できないので,容易に酸化LDLとなってしまいます.酸化LDLは,酸化LDL受容体のLOX-1に結合してeNOSを抑制します.すなわち,通常はLDLは内皮機能に対しても悪玉であり,HDLは善玉なのです.

　ところが,冠動脈疾患者から採取したHDLでは結合しているはずのPON-1が減少しており,酸化ストレスに曝露されると容易に酸化型HDL

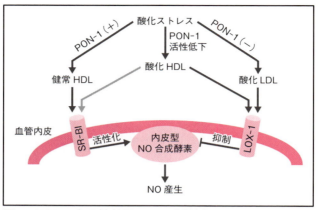

図4 HDLの多面性効果-eNOS活性化

となってしまいます．酸化型HDLは，酸化LDLと同様にスカベンジャー受容体SR-BIには結合できず，酸化LDL受容体LOX-1に結合するため，eNOSを活性化ではなく抑制してしまいます．酸化型HDLは，血管内皮の重要な機能であるeNOS活性化機能においても機能不全HDLなのです．

4）酸化HDLでは多面性効果「血小板抑制」も障害

血小板は，

> 巨核球前駆細胞の増殖 ⇒ 巨核球への分化 ⇒ 血小板の生成

の経路で産生されます．巨核球前駆細胞の増殖は，トロンボポエチンが巨核球前駆細胞にある受容体c-MPLに結合することで誘導されます（図5）[7]．この経路にブレーキをかけ巨核球前駆細胞の増殖を微調整する経路があります．これは，

> c-MPL活性化 ⇒ LYNの活性化 ⇒ ユビキチン化酵素c-CBLの活性化 ⇒ c-MPLのユビキチン化 ⇒ c-MPLのタンパク質分解

という経路です（図5）．c-MPL・LYN・c-CBLと見慣れないアルファ

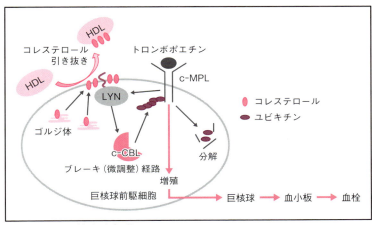

図5　HDLの抗血小板作用

（文献7 Figure 5gより改変引用）

ベットの略語が複数登場してチンプンカンプンという方もいらっしゃるのでないでしょうか？「血小板の産生にブレーキをかけるシステムがある」ということだけ理解していただければ十分です．この経路のなかでのひとつのステップ（チロシンキナーゼであるLYNの活性化）が，HDLによる細胞膜からのコレステロールの引き抜きとカップルして行われます（図5）[7]．

　2）で酸化HDLではマクロファージからのコレステロール引き抜きが障害されることを説明しました．これはマクロファージに限った話ではなく，すべての細胞からのコレステロールの引き抜きにあてはまります．したがって，<u>酸化HDLでは巨核球前駆細胞におけるコレステロール引き抜きが障害され，これとカップルする血小板産生のブレーキも働かなくなります．</u>したがって，血小板が増加し，血栓が生じやすくなるのです．すなわち，酸化型HDLはHDLが血栓抑制機能に関しても機能不全HDLなのです．

d　臨床ではこう捉える！

　それでは，機能不全HDLコレステロールがあることがわかったところで，これをどう臨床に反映させたらいいのでしょう？　少なくとも，やみ

くもにHDLコレステロールを増やしても意味がないということはいえるでしょう．また，場合によってはかえって弊害をもたらしてしまうとさえいえます．つまり，HDLコレステロールも，量だけではなく質も考えて対応する時代が来ているようです．

　冠動脈疾患や糖尿病・脂質異常症などのメタボリックシンドロームおよびその予備軍の場合は，明らかに酸化ストレスの素地があります．このとき，やみくもにHDLコレステロールを増やすと，かえって心血管イベントは増えてしまう可能性があるのです．酸化ストレスをもたらす基盤となる糖尿病や脂質異常症などの基礎疾患の改善を行い，機能不全HDLを健常なHDLに回復させることも併せて行わないと，「ポーカーで切り札」であるジョーカーが「ババ抜きのババ」になってしまうこともあるのです．

ポイント

- ✓ CETP阻害薬ではHDLコレステロールレベルを飛躍的に上昇させました．それにもかかわらず，急性冠症候群患者で心血管イベントを減少させないか，あるいはかえって増加させてしまいました．ここから，「機能不全HDL」という概念が導入されました．
- ✓ HDLの主要な機能はコレステロール逆輸送ですが，酸化されたHDLではコレステロールの逆輸送が障害されます．
- ✓ HDLの多面性効果である内皮細胞のeNOSの活性化，血小板産生抑制も酸化HDLでは阻害されます．
- ✓ HDLは量だけを考える時代から質も併せて考える時代に入ってきています．

文献

1) Rader DJ, Tall AR. Is it time to revise the HDL cholesterol hypothesis？ Nat. Med. 2012；**18**：1344-1345.
2) Boden WE, et al. Niacin in patients with low HDL cholesterol levels receiving intensive statin therapy. N. Engl. J. Med. 2011；**365**：2255-2267.
3) Nissen SE, et al. Effect of torcetrapib in the progression of coronary atherosclerosis. N. Engl. J. Med. 2007；**356**：1304-1316.
4) Huang Y, et al. Myeloperoxidase, paraoxononase-1, and HDL form a functional ternary complex. J. Clin. Invest. 2013；**123**：3815-3828.
5) Huang Y, et al. An abundant dysfunctional apolipoprotein A1 in human atheroma. Nat. Med. 2014；**20**：193-203.

6) Besler C, et al. Mechanisms underlying adverse effects of HDL on eNOS-activating pathways in patients with coronary artery disease. J. Clin. Invest. 2010；**363**：2406-2415.
7) Murphy AJ, et al. Cholesterol efflux in megakaryocyte progenitors suppresses platelet production and thrombocytosis. Nat. Med. 2013；**19**：586-594.

6 HDLが機能不全となる理由

a こんなギモンがあります

「5. HDLコレステロールはすべてが善玉というわけではない」で，HDLコレステロールにも機能不全のものがあることを説明しました．また，HDLも量だけでなく質も重要であり，これからはHDLの質を把握することが必要になることも説明しました．それでは，HDLの質をどのようにアッセイすればよいのでしょうか？

b まず結論から

HDLの機能不全をもたらす鍵を握るのが酸化です．酸化HDLを測定する方法は，現時点では開発途上です．これが一般的に活用されるには，まだ数年かかるようです．このほかに，HDLの主要機能であるコレステロール排出の効率をダイレクトに測定する方法もあります．ただし，これも簡易にできる検査ではないので，ルーチン検査として導入されるかは不透明です．HDLの酸化をもたらす酵素は，ミエロペルオキシダーゼ（myeloperoxidase：MPO）と呼ばれる白血球から分泌される酵素です．この酵素の阻害薬が開発途上であり，この確立まではHDLの機能不全化を効果的に予防する手段は今のところありません．このように，機能不全HDLへの対策は今まさに過渡期を迎えているところです．

健常HDL

機能不全HDL
（酸化）

同じHDLでも"質"も大事

C その根拠は？

1）健常HDLと機能不全HDLを分けるMPOとPON-1の力関係

　　HDLに限らず，リポタンパク質はその名前からもわかるようにリン脂質成分とタンパク質成分からなる多量体です．リポタンパク質は，コアにアポリポタンパク質を持ちます．HDLでは，apoA1がコアとなるアポリポタンパク質です．HDLのプロテオーム解析から，apoA1などの他の多くのタンパク質とともに<u>「myeloperoxidase（MPO）」とPON-1と呼ばれる2つのタンパク質がHDLに結合していること</u>がわかりました[1]．この2つのタンパク質のバランスこそが，HDLの善玉と悪玉の分かれ道になります．

　　<u>MPOは，白血球から分泌され細胞外で活性酸素を放出する代表的な酸化酵素です．一方，PON-1は酸化された脂質を分解することで酸化作用に拮抗する抗酸化酵素です</u>．HDLにはPON-1が結合しているので酸化されにくく，LDLにはPON-1が結合していないので酸化LDLになりやすいことは「5. HDLコレステロールはすべてが善玉というわけではない」で説明しました．HDL上では，MPOとPON-1がお互いの作用を相殺し合う働きをしています．すなわち，<u>HDLには拮抗的・相殺的な作用を持つ酸化酵素MPOと抗酸化酵素PON-1が結合し，お互いがお互いを抑制する綱引き状態にあるのです．この綱引きは，通常はPON-1が圧倒的に優位でHDLは酸化されていない健常なHDLとして作用します．ところが，白血球が血管壁に浸潤してくると分泌されるMPOが増え優勢となってしまい，酸化HDL，すなわち機能不全HDLが増えてしまうのです</u>（図1）．

2）機能不全HDLをアッセイする方法

　　HDLも量だけでなく質を考慮する段階にさしかかったといっても，HDLの質，すなわち機能不全HDLあるいは酸化されたHDLはどのようにアッセイしたらいいのでしょう？　HDLのapoA1には酸化修飾を受けるアミノ酸が複数ありますが，HDL機能に重要なのは72番目のアミノ酸のトリプトファン（Trp72）の酸化であることがわかっています．そこで，Trp72が酸化されたapoA1を持つHDLを認識する抗体が開発されました．これを用いた検査法の臨床治験も始まっています．同抗体を使った機能不

6 HDLが機能不全となる理由

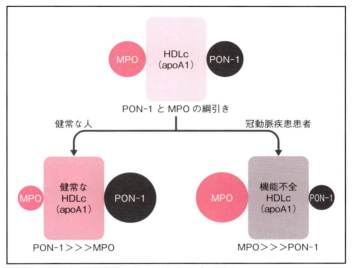

図1　HDL上でのMPOとPON-1の力関係

全HDLの測定法が臨床応用される日は，そう遠くないのかもしれません．
　HDLのサイズが善玉HDLと悪玉（機能不全）HDLの区別に役立つとの報告もあります（**トピックス参照**）．そこで，HDL粒子サイズを測定する方法が開発されています．さらに，BODIPYと呼ばれる蛍光色素標識されたコレステロールを発現するマクロファージ細胞株J774から，蛍光排出効率でコレステロールの排出効率を直接測定する方法も開発されています．2014年New England Journal of Medicine誌に発表された論文では，心血管疾患を持たない2,924人で従来の検査項目のHDL濃度，新たに開発中の検査項目のHDL粒子サイズとHDLのコレステロール排出効率，と心血管イベント（心臓死，心筋梗塞，脳卒中，冠動脈再灌流療法の実施）発症の関連を調べています[2]．その結果，HDL濃度，HDL粒子サイズ，コレステロール排出効率いずれも心血管イベント発生率と有意な相関を示しました．ところが，心血管イベント発生の古典的なリスクファクター（年齢，性，人種，高血圧，糖尿病，喫煙，CRP，運動量，アルコール摂取）で補正すると，HDL濃度とHDL粒子サイズは心血管イベント発生率と有意は相関を示さなくなりました．これは，HDL濃度とHDL粒子サイズが古典的なリスクファクターと有意な相関を持つためと考えられます．一

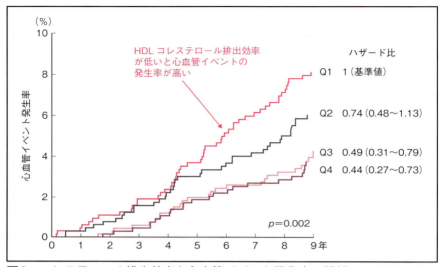

図2 コレステロール排出効率と心血管イベント発生率の関係

(文献2 Figure 2Aより改変引用)

方，コレステロール排出効率は，古典的なリスクファクターと有意な相関を示さず，これらで補正した後も独立した因子として心血管イベント発生率と有意な相関を示しました．図2はコレステロール排出効率を4分位量に分け心血管イベント発生のKaplan-Meier曲線を描いたものです．Q1のハザード比を1とすると，Q2は0.71，Q3は0.42，Q4は0.33であり，コレステロール排出効率と心血管イベント発生率は逆相関を示しました．コレステロール排出効率を用いることにより，心血管イベントリスクを最大3倍まで層別化することが可能です．HDLのコレステロール排出効率が一般の臨床検査として使われるためには，同検査にかかる費用とそれによってもたらされるメリットの対比効果の分析が今後必要となるのでしょう．

 臨床ではこう捉える！

　機能正常HDLと機能不全HDLの分かれ目は，HDLの非酸化・酸化であり，この場合の正常・不全と判断している機能というのは主にRCTに関してです．今後は，HDLを非酸化・酸化で分けて測定する，あるいはRCTをダイレクトに測定する臨床検査が導入される可能性がありますが，

6 HDLが機能不全となる理由

=== トピックス ===

　HDL粒子サイズとHDL機能の間に関係があるとの説も，長い間提唱されています．このきっかけとなったのは，CETP阻害薬トルセトラピブ（torcetrapib）により増加したHDLの粒子サイズの解析ではないでしょうか？ トルセトラピブは前記したように，HDL濃度を劇的に増加させたにもかかわらず急性冠症候群患者で心血管イベントを有意に増加させました[3]．このとき，増加したHDLをサイズ分けすると主にサイズの大きなHDLだったことから，「大きなHDL＝悪玉HDL」，「小さなHDL＝善玉HDL」という仮説が提唱されました．これは，HDLの生合成から考えた機能的考察とも整合性がとれます（図3）．すなわち，HDLは肝臓で合成されますが，最初はコレステロールをほとんど含まず，ほとんどapoA1だけから構成されます．これを「新生HDL（nascent HDL）」と呼びます．新生HDLに，マクロファージから脂質トランスポーターABCA1を介してコレステロールが輸送され，粒子サイズが少し大きくなります．これを「原始HDL（primitive HDL）」と呼びます．さらにマクロファージから別の脂質トランスポーターABCG1を介してコレステロールが輸送されると，コレステロールをそのままでは溜め込むことが困難になり，レシチン-コレステロールアシルトランスフェラーゼ（LCAT）と呼ばれる酵素によりコレステロールがリポタンパク質のリン

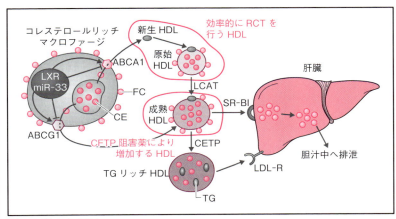

図3　様々なHDL

（文献1 Figure 1より改変引用）

脂質に結合したコレステロールエステルとなります．すると粒子サイズがさらに大きくなり，「成熟HDL（mature HDL）」と呼ばれるようになります．HDLの主要機能であるマクロファージからのコレステロールの引き抜きは，新生HDLあるいは原始HDLの粒子サイズの小さなHDLで行われ，粒子サイズの大きな成熟HDLではすでにコレステロールが満載でこれ以上コレステロールを受け取ることができません．VLDLとCETPにより交換されるコレステロールは，コレステロールエステル輸送タンパク質の名前からわかるように成熟HDLにあるエステル化されたコレステロールなので，CETP阻害薬は成熟HDL，すなわちコレステロールの引き抜き・RCTをほとんど行うことができないHDLなので，心血管イベントの減少につながらなかったものと考えられています．

残念ながら実現したとしてもそれは少し先になりそうです．現段階では，低HDL血症の治療とともに質の改善を目指した抗酸化治療を行うことが必要になるでしょう．

　まず低HDL血症の治療ですが，残念ながらHDLコレステロールを効率的に上昇させる薬物は現時点ではCETP阻害薬しかなく，CETP阻害薬により上昇するHDLは前述したようにRCTを行わないHDLです．一方，運動によってHDLの源となるapoA1の肝臓での転写が活性化されます．運動，すなわち生活習慣が，現時点で唯一のRCTを行う新生あるいは原始HDLを増加させる有効な手段ということになるでしょう．

　抗酸化に関しても，残念ながら切り札となる薬物はありません．スタチンが，その多面性効果を介して抗酸化作用を示すこと（「14. コレステロール合成の脇道がもたらすスタチンの抗酸化作用と横紋筋融解症」参照），Ang-IIがAT$_1$受容体を介して細胞膜に存在する酸化酵素NOXを活性化して酸化ストレスを引き起こすことから，ACE阻害薬あるいはARBも一定の抗酸化作用は期待されますが，その程度は限定的のようです．現時点では，HDLの質の改善も生活習慣の改善によるところが大のようです．ただし，将来的に抗酸化で大きな期待が寄せられているのがMPOの拮抗薬の開発で，実際に各製薬会社で精力的に取り組まれています．これが開発されたあかつきには，HDLコレステロールへの介入も量への介入から質への介入，あるいは量と質への同時介入の時代へといよいよ本格的に突入

することでしょう．

> **ポイント**
> ✓ 酸化されたHDLは，RCT効率が低下し，機能不全HDLと考えられます．
> ✓ HDLには，酸化酵素のMPOと抗酸化酵素のPON-1が結合しており，お互いがお互いの作用に拮抗する綱引き状態にあります．通常はPON-1＞＞＞MPOで機能が正常なHDLとなりますが，アテローム硬化巣が炎症状態にあるとMPO＞＞＞PON-1となり機能不全HDLとなります．
> ✓ 酸化HDLを検出する抗体が開発され，コレステロールの引き抜き効率を測定する蛍光色素法も開発されています．これらを用いた臨床検査が近い将来導入されることが予想されます．
> ✓ MPOの阻害薬が開発されると，HDLの量ではなく質に介入する治療法がもたらされる可能性があります．MPOの阻害薬は，今製薬会社で開発中のようです．

文　献

1) Huang Y, et al. Myeloperoxidase, paraoxononase-1, and HDL form a functional ternary complex. J. Clin. Invest. 2013；**123**：3815-3828.
2) Rohatgi A, et al. HDL cholesterol efflux capacity and incident cardiovascular events. N. Engl. J. Med. 2014；**371**：2383-2393.
3) Boden WE, et al. Niacin in patients with low HDL cholesterol levels receiving intensive statin therapy. N. Engl. J. Med. 2011；**365**：2255-2267.

7 MI beget MI——心筋梗塞が心筋梗塞を引き起こす

a こんなギモンがあります

心筋梗塞を発症した患者では，心筋梗塞の再発が通常の人の心筋梗塞発生率より多いことが知られています．従来は，そもそも心筋梗塞を起こす患者は冠動脈疾患を起こす基盤，たとえば脂質異常症・肥満などのリスクファクターがあるので，心筋梗塞を再発しやすいのだろうと考えられていました．でも，一度心筋梗塞を起こした人は治療もするだろうし，生活習慣にも気を使うと思うので，本当にそれだけなのでしょうか？

b まず結論から

心筋梗塞発症が惹起する交感神経刺激により白血球増加が誘導され，動脈硬化巣に集積し炎症を惹起して，アテロームの不安定化と破裂を引き起こすリスクとなることが明らかになりました．交感神経βブロッカーは，従来心筋梗塞では心臓の酸素需要の減少と致死性不整脈の予防を目的に投与していますが，心筋梗塞の再発にも有効であるようです．

c その根拠は？

Duttaたちは，動脈硬化モデルマウス（apoE KOマウス[メモ参照]）を2

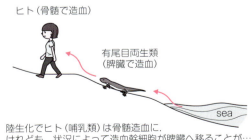

ヒト（骨髄で造血）
有尾目両生類（脾臓で造血）
sea

陸生化でヒト（哺乳類）は骨髄造血に．
けれども，状況によって造血幹細胞が脾臓へ移ることが…

> **メモ：apoE**
>
> apoEはVLDL，IDL，HDLなどを構成する主要なアポリポタンパク質のひとつで，細胞表面のapoE受容体を介して細胞外の脂質を細胞内に取り込む際のリガンドとなること，マクロファージからコレステロールや脂質を引き抜く際に重要な働きをすることが知られています．したがって，apoE KOマウスでは，マクロファージからのコレステロール引き抜きが障害され，また細胞外のコレステロールの細胞への取り込みが障害されることから，動脈硬化を起こしやすくなります．動脈硬化に関する動物研究で，apoE KOマウスは大活躍しています．

群に分けて，一方に心筋梗塞を作製し他方にはシャム手術を行い，両群で動脈硬化巣の組織像を比較するという面白い実験を行っています[1]．どちらもバックグラウンドはapoE KOマウスなので，背景にあるリスク因子は同じと考えられ，純粋に心筋梗塞の動脈硬化巣に与える影響をみることができます．すると，心筋梗塞群でアテローム硬化巣における単球浸潤が有意に多く，またプラークサイズの拡大とプラーク被膜の菲薄化がみられました．交感神経βブロッカーのうちβ_3受容体のブロッカーを投与しておくと，心筋梗塞後のアテローム巣での単球増加，プラークサイズの増大が抑制されました．

実臨床でもこれをサポートするデータがあります．心筋梗塞後，末梢血中の単球数が増加し，これがβブロッカーにより抑制されます[2]．

それでは，どうして心筋梗塞後単球浸潤が起こり，これが交感神経β_3受容体のブロッカーで抑制されたのでしょうか？ 心筋梗塞後，アテローム巣での単球が増加しているのですが，単球は血管壁内に浸潤するとマクロファージに分化し，炎症性サイトカインの分泌を介して平滑筋の増殖や遊走によりアテローム巣を増大させる作用があります．またマクロファージはタンパク分解酵素のプロテアーゼも分泌するので，プラーク被膜の菲薄化をもたらします．したがって，心筋梗塞後にアテローム巣へ単球を動員する機序が，心筋梗塞が心筋梗塞を誘発する鍵を握っていそうです．

それでは，動脈硬化巣への単球はどこからきたのでしょうか？ 他の血球と同様に，単球は骨髄でつくられ末梢血中に放出されます．ヒトを含む哺乳類では，造血は骨髄で行われますが，陸生化するまでの生物では造血

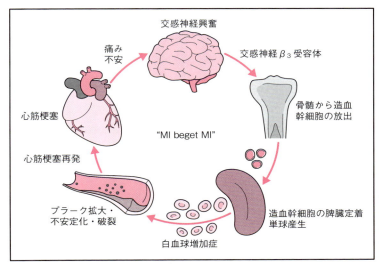

図1　MI beget MI のメカニズム

(文献1 Figure 5e より改変引用)

は脾臓で行われていました．哺乳類になってからも，状況によっては造血幹細胞が脾臓に移動し，脾臓から顆粒球・単球・マクロファージがつくられる（脾臓造血）ことがあります．骨髄異形成症候群などがこれに相当します．そこで，2014年Natureの論文では，心筋梗塞後の骨髄・脾臓・末梢血中の単球数を比較しています[3]．すると，脾臓と末梢血中で単球数は増加し，これが心筋梗塞後3ヵ月も持続しています．一方，骨髄の単球数は変化がありません．このことから，<u>心筋梗塞後，骨髄から脾臓に造血幹細胞が移動・定着し，少なくとも単球に関しては一時的に（約3ヵ月）脾臓造血となった</u>ものと考えられます．その脾臓から単球が末梢血中に動員され，動脈硬化巣に動員されたのです．これを確認するために，脾摘を行ったマウスで心筋梗塞を作製すると，アテローム巣での単球増加，アテローム巣の拡大，プラーク被膜の菲薄化がみられていません．

　それでは，骨髄から造血幹細胞が脾臓へ移動するメカニズムは何でしょう？　骨髄からの造血幹細胞の遊離には交感神経β受容体のうち，β_3受容体が関与することが知られています．本研究でも，治験中のβ_3特異的ブロッカーSR59230Aの投与により，脾臓・末梢血中の単球増加が抑制されています．したがって，図1に示すように心筋梗塞による痛み・不安によ

り交感神経が興奮し，これが骨髄からの造血幹細胞の遊離をもたらし，これが回りまわって心筋梗塞の誘発につながったものと考えられます．

 臨床ではこう捉える！

　心疾患はわが国の死亡統計の第2位（約16％）を占めており，そのなかでも心筋梗塞が最も多い死亡原因です．初回心筋梗塞の救命率は，血栓溶解療法TPA導入や緊急経皮的冠動脈形成術の普及により90％に近づいています．その一方で，心筋梗塞の再発率は高くなっています．心筋梗塞発症後の1年間では心筋梗塞の再発率は17.4％であり，心筋梗塞の一次予防に加えて二次予防（再発防止）の重要性が問われているのが現状です．今回の基礎研究から，心筋梗塞自身が次の心筋梗塞の原因となることが明らかになりました．少なくとも，脾臓血が続く心筋梗塞後3ヵ月は心筋梗塞再発のハイリスク期間といえそうです．一度心房細動を発症すると，心房細動がさらに起こりやすくなることが知られており，これを"AF beget AF"といいます．心筋梗塞が起きると心筋梗塞がさらに起こりやすくなることは，さしずめ"MI beget MI"とでもいうことができそうです．

　それでは，心筋梗塞後の再発の予防はどのようにしたらいいのでしょうか？　今回の実験でも用いているβブロッカーの投与が有効となるのでしょう．これまでも心筋梗塞後にβブロッカーはルーチンに使われてきました．これは心筋酸素需要の減少とカルシウム過負荷による致死性不整脈発生を予防するのが主な目的だと認識していましたが，これに加えて白血球増加症の軽減からアテローム動脈硬化の進展と不安定化を防ぐ働きもあるようです．今回のマウス実験ではβ_3特異的ブロッカーを用いて，良好な結果が得られています．ヒトでもβ_3特異的ブロッカーが有効かはまだ検討されておらず，これは今後の課題となりそうです．

ポイント

- ✓ 心筋梗塞が起こると，心筋梗塞の再発が起こりやすいこと（年間17.4％）が知られています．
- ✓ 心筋梗塞が起こると，アテローム硬化巣で単球の増加がみられ，プラークサイズの増大と被膜の菲薄化が起こります．
- ✓ これは，骨髄の造血幹細胞の脾臓への動員，およびこれに続く単球の末梢血への遊離が原因です．
- ✓ 骨髄の造血幹細胞の脾臓への動員は，骨髄の交感神経β_3受容体刺激を介して行われます．
- ✓ βブロッカーは心筋梗塞後のこれらの変化を抑制し，心筋梗塞の再発を予防する効果があります．

文 献

1) Dutta P, et al. Myocardial infarction accelerates atherosclerosis. Nature 2014；**487**：325-329
2) Arruda-Olson AM, et al. Neutrophilia predicts death and heart failure after myocardial infarction：a community-based study. Circ. Cardiovasc. Qual. Outcomes 2009；**2**：656-662.
3) Rohatgi A, et al. HDL cholesterol efflux capacity and incident cardiovascular events. N. Engl. J. Med. 2014；**371**：2383-2393.

8 思いがけないお酒と心筋梗塞の関係

a こんなギモンがあります

「11. 血液型が血栓症（心筋梗塞，脳梗塞など）のリスク！」で，欧米人を対象とした研究で心筋梗塞のリスク遺伝子としてABO遺伝子が同定されたことを説明します．欧米人と日本人と比べると，体格も異なりますし，疾患でいうと肥満の割合もまったく異なります．心筋梗塞の遺伝的リスクに人種差はないのでしょうか？　言い換えると，心筋梗塞の遺伝的リスクは日本人でもABO遺伝子なのでしょうか？　日本人を対象とした心筋梗塞の遺伝的リスクを調べる全ゲノム関連解析（Genome-Wide Association Study：GWAS［メモ参照］）の結果をみてみると，心筋梗塞発症と最も関係した遺伝子多型の近傍にある遺伝子はアルデヒド脱水素酵素2（ALDH2）でした．ALDH2は，アルコールが分解されてできるアルデヒドを酢酸に分解する酵素です．なぜ，ALDH2が心筋梗塞発症と関係したのでしょう？　お酒の強さと心筋梗塞には何らかの関係があるのでしょうか？

b まず結論から

ALDH2活性は，ニトログリセリンの感受性，心筋梗塞の発症リスク，心筋梗塞の重症化リスクと関係することがわかりました．すなわち，ALDH2の活性が強いと，ニトログリセリンの感受性が高く（＝ニトログリセリンが効きやすく），心筋酵素発症のリスクが低く，心筋梗塞になっても軽症ですみます．この理由は，酸化ストレスを受けたとき発生する有

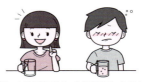

お酒が強い人は遺伝的に心筋梗塞になりにくい！？

メモ：遺伝子多型とGWAS

　コモン疾患の発症には，環境的リスクと遺伝的リスクの両者が関与します．たとえば，「うちは糖尿病家系なの」，「あら，うちは脳梗塞家系よ」などというように，以前からこれらのコモン疾患には遺伝的リスクがあることは巷の人の間でも気づかれていました．この遺伝的リスクを調べて個人個人に適した医療を展開しようというのが，「個別化医療」（「オーダーメイド医療」あるいは「テーラーメイド医療」とも呼びます）です．

　それでは個々人の遺伝的リスクはどのようにして調べたらいいのでしょう？ ヒトのゲノムはATGCの暗号（塩基）からなっており，この塩基の数はゲノム全体で約30億あります．この暗号が万人で同じかというとそうではなくて，今までに人類全体で約3,000万個の塩基が異なっていることがわかっています．このような通常とは異なる塩基のことを「遺伝子多型」と呼びます．これに対して，一般の人が持っている型の塩基のことを「野生型」といいます．もちろん1人1人は遺伝子多型を3,000万個すべて持っているわけではありません．1人1人はそのさらに1/10の約300万個の遺伝子多型を持つとされています．この遺伝子多型が，背が高い・髪の毛が天然パーマなどの個性を決め，また疾患のなりやすさや薬物の効きやすさ・副作用の出やすさなどを決めているのです．

　人類全体でわかっている遺伝的リスクは全部で約3,000万個ですが，このうちまれでごく少数の人しか持たないものを除くと約1,000万個といわれています．また，この1,000万個をすべて調べないと個々人の遺伝的リスクがわからないかというと，そうではありません．1,000万個の1/10，約100万個の遺伝子多型を調べれば大体の遺伝的リスクがわかります．その理由は複雑なのでその詳細は割愛しますが，一言でいうと挙動をともにする遺伝子多型が数多くあるためです．そのため，1つを調べれば芋づる式にその約10倍の遺伝子多型の情報が得られます．

　今のテクノロジーでは1,000万個の遺伝子多型を一気に調べることはさすがにまだ不可能ですが，100万個であれば一気に調べることが可能となっています．このような方法で，ゲノム全体で遺伝子多型を調べ，疾患の遺伝的リスクを網羅的に理解する研究手法を全ゲノム相関解析（GWAS）といいます．

毒な活性アルデヒドを分解する働きがALDH2にはあり，活性アルデヒドによる細胞障害から心臓を保護する働きを持つためです．

C その根拠は？

1) ALDH2/お酒の強さは心筋梗塞の3つの側面と関係

　飲酒をすると，アルコールがアルコール脱水素酵素により分解されてアルデヒドになります．これに続いて，アルデヒドがALDH2により分解されて酢酸になります．この中間代謝物のアルデヒドが悪酔いや二日酔いの原因物質であり，アルデヒドを分解するALDH2の活性の強さによってお酒の強さが決まってきます．ALDH2にはよく知られた遺伝子多型があります．野生型をALDH2*1（スター1），遺伝子多型をALDH2*2（スター2）と呼びます．ALDH2*2はALDH2*1の1/16の酵素活性しか持ちません．このALDH2が虚血性心疾患・心筋梗塞の病態と関係するデータが3つあります．

① ALDH2とニトログリセリンの感受性の関係を調べた研究があり，ALDH2*2を持つ人ではニトログリセリンの効果が低いことが示されました[1]．

② 日本人を対象に行われた心筋梗塞のGWASで，心筋梗塞発症と最も関連が高かった遺伝子多型の近傍の遺伝子がアルデヒド脱水素酵素2型（ALDH2）でした[2]．

③ ALDH2*1/*1（野生型ホモ）の人とALDH2*1/*2（遺伝子多型ヘテロ）の人からiPS細胞を作製し，そこから分化誘導した心筋細胞を虚血に曝す実験が行われました[3]．すると，*1/*1の野生型ホモに比べて*1/*2の遺伝子多型ヘテロのiPS細胞由来心筋細胞で生存率が有意に低く，これにALDH2活性化薬を加えると両者の生存率に差がなくなっています．

2) ALDH2とニトログリセリン感受性が関係する理由

　ALDH2とニトログリセリンの感受性がなぜ関係するのでしょう？　一酸化窒素は，血管平滑筋を拡張する作用があることはご存知かと思います．一酸化窒素を放出する一群の薬物を硝酸薬あるいは亜硝酸薬といいます．ニトログリセリンもそのひとつです．<u>硝酸薬はそれ自身は活性を持た</u>

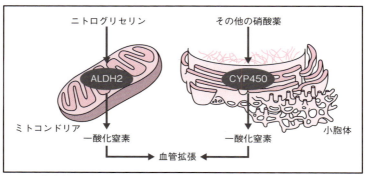

図1　硝酸薬の代謝（活性化）経路

ない「プロドラッグ」です．体内で代謝されて活性を持つ一酸化窒素を放出して，はじめて生理作用を示すのです．この一酸化窒素を産生する薬物代謝経路には主に2経路あります．小胞体の薬物代謝酵素CYP450によって分解される経路と，ミトコンドリアのALDH2によって分解される経路です（図1）．ニトログリセリンは，後者のミトコンドリアのALDH2によって分解されます（図1）．その他の多くの硝酸薬は，前者の小胞体CYP450によって分解されます（図1）．ALDH2*2を持ちALDH2の活性が弱いと，ニトログリセリンを代謝して活性物質である一酸化窒素を放出する効率が悪いので，ニトログリセリンの感受性が低下するのです．

3）ALDH2/お酒の強さが心筋梗塞の発症・重症度と関係する理由

　心筋梗塞の発症には，冠動脈内のアテロームプラーク巣の不安定化が関係します．不安定化プラークが破裂すると血小板が活性化され血液凝固が始まり，冠動脈が閉塞されて心筋梗塞が発症します．心筋梗塞発症の鍵は，アテロームプラークの不安定化なのです．アテロームプラーク巣を不安定化させる因子のひとつが，酸化ストレスです．また，酸化ストレスは心筋梗塞の原因となるだけでなく，心筋梗塞の転帰にも関係します．心筋梗塞が起こるとミトコンドリアの電子伝達系が酸素を利用できないため，活性酸素を産生します．実は，動脈硬化巣でも心筋梗塞巣でも酸化ストレスによって活性化されて毒性を持つのは酸素だけではありません．アルデヒドも活性化されて，「活性アルデヒド」となります．活性酸素はタンパク質を酸化修飾し機能障害をもたらしますが，活性アルデヒドも同様にタ

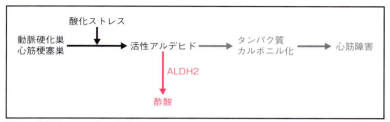

図2 活性アルデヒドとALDH2

ンパク質にアルデヒドを付加します(これを「カルボニル化」といいます)(図2).カルボニル化されたタンパク質は,酸化されたタンパク質同様機能不全となり,アテロームプラーク巣の不安定化や梗塞面積の拡大を引き起こすのです.ALDH2は,アルデヒドと活性アルデヒドを区別できず,どちらも分解して酢酸にするので,ALDH2の活性が弱いと心筋梗塞になりやすく,心筋梗塞が重症化しやすくなるのです(図2).

d 臨床ではこう捉える！

　お酒に強い人は心筋梗塞になりにくく,心筋梗塞になっても重症化しないという科学的なエビデンスが得られたことになります.心筋梗塞のようなコモン疾患の発症原因には,遺伝因子と環境因子の両者があります.この両者が合わさってはじめてコモン疾患は発症します.飲酒自体は環境因子のひとつですが,適度の飲酒は心筋梗塞発症頻度を減らすことが明らかとなってきました.しかし,お酒を飲める人は遺伝的に心筋梗塞になりにくく,飲酒は環境因子として心筋梗塞を減らすので,「私は,お酒をいくら飲んでもいいんだ」と誤解されると困ります.飲酒は高血圧や不整脈の原因となります.お酒を飲めるからといって,飲酒は適度に控える必要があります.

　それでは,この基礎研究のデータを臨床にどのように活かしたらよいのでしょうか？　これをダイレクトに臨床に活かすことはまだ難しいでしょう.でも,将来的には新しい展開が考えられそうです.というのは,製薬会社でALDH2活性化薬の開発が行われているからです.Cell,Nature,Scienceの3誌を,頭文字をとってCNSということがあります.中枢神経系ではありませんが,学術誌の中枢という意味も兼ねているのでしょう

か？　そのひとつのScience誌にALDH2活性化薬が心臓の虚血性傷害を軽減することが報告されています[4]．ニトログリセリンを長期間持続投与していると効果が弱くなることが知られており，これを「ニトロ耐性」といいます．Science誌のトランスレーショナル研究に特化した姉妹紙Science Translational Medicine誌でも，ニトロ耐性による心筋梗塞傷害をALDH2活性化薬が軽減することが報告されています[5]．ALDH2活性化薬が実臨床で使用可能になると，虚血性心疾患の新たな薬物となる可能性があります．

ポイント

- ALDH2には，野生型（ALDH2*1）に比べて活性が1/16の遺伝子多型ALDH2*2があります．
- ALDH2*2を持つ人は，ニトログリセリンに対して感受性が弱くなっています．
- ALDH2*2を持つ人は，心筋梗塞の発症率が高くなっています．
- ALDH2*2を持つ人は，心筋梗塞を発症したとき，重症化する傾向があります．
- アルデヒドは酸化ストレスを受けると有害な活性アルデヒドとなり，タンパク質をカルボニル化して機能障害を引き起こします．
- ALDH2は活性アルデヒドを酢酸に代謝することで，動脈硬化巣を不安定化しにくく，また心筋梗塞が起きても軽症で済ませる作用があります．

文献

1) Li Y, et al. Mitochondria aldehyde dehydrogenase-2 (ALDH2) Glu504Lys polymorphism contributes to the variation in efficacy of sublingual nitroglycerin. J. Clin. Invest. 2006；116：506-511.
2) Takeuchi F, et al. Genome-wide association study of coronary artery disease in the Japanese. Eur. J. Hum. Genet. 2012；20：333-340.
3) Ebert AD, et al. Characterization of the molecular mechanisms underlying increased ischemic damage in the aldehyde dehydrogenase 2 genetic polymorphisms using a human induced pluripotent stem cell model system. Sci. Transl. Med. 2014；6：255ra130.
4) Chen CH, et al. Activation of aldehyde dehydrogenase-2 reduces ischemic damage to the heart. Science 2008；321：1493-1495.
5) Sun L, et al. ALDH2 activator inhibits increased myocardial infarction injury by nitroglycerin tolerance. Sci. Transl. Med. 2011；3：107ra111.

9 QT延長症候群が特定の状況で発作を起こしやすい理由

a こんなギモンがあります

　QT延長症候群は，一過性の失神を主徴としますが，これが突然死を引き起こすこともあり，不整脈発作を最初から起こさせないことがその管理で特に重要となります．そのために重要なことは，発作を起こす誘因を知り，それを排除することです．QT延長症候群は複数のタイプがあり，発作を起こす誘因がそれぞれ異なっています．QT延長症候群は2016年時点で15前後のタイプに分類されますが，そのなかでも1型〜3型が圧倒的多数で全体の約90％を占めます．<u>QT延長症候群の1型は運動中，特に水泳時，2型は音刺激，3型は徐脈により不整脈発作を起こしやすいことがよく知られています．</u>その理由はなぜでしょう？

b まず結論から

　1型はカリウム電流I_{Ks}を担うチャネルKCNQ1，2型はI_{Kr}を担うhERGチャネルの異常によって起こります．QT間隔は，これらの外向き電流をもたらし再分極を促進するカリウム電流と内向き電流をもたらし脱分極を促進するカルシウム電流のバランスによって決まっています．これらのチャネルの交感神経に対する応答の違いによって，不整脈発作を起こしやすい状況が規定されています．3型はナトリウム電流I_{Na}を担うチャネル

QT延長症候群と診断された場合は？

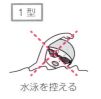
1型
水泳を控える

2型
目覚まし時計 NG

居室に電話設置 NG

3型
βブロッカーは控える

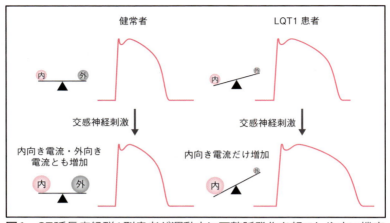

図1 QT延長症候群1型患者が運動中に不整脈発作を起こしやすい機序

$Na_V1.5$（Scna5a）の異常によって起こります．I_{Na}は活性化後速やかに不活性化するので，従来はQT間隔には関係しないと考えられていました．ただしQT延長症候群3型でみられる$Na_V1.5$（Scna5a）の変異では，I_{Na}の不活性化が障害されて活動電位中に持続性のナトリウム電流（I_{sus}と表します）が生じてQT間隔を延長します．I_{sus}の大きさが刺激頻度と逆相関するため，QT延長症候群3型では徐脈時に不整脈発作を起こしやすくなります．

C その根拠は？

1）QT延長症候群1型が運動中，特に水泳中に不整脈発作を起こしやすい理由（図1）

QT間隔は，主に外向き電流の急速活性化遅延整流カリウム電流I_{Kr}と緩徐活性化遅延整流カリウム電流I_{Ks}と内向き電流のL型カルシウム電流I_{CaL}のバランスで決まってきます．これら3電流のうち，I_{Kr}・I_{Ks}が小さくなるか，あるいはI_{CaL}が大きくなるか，のいずれかでQT間隔が延長します．

これらの3電流のうち，I_{Ks}とI_{CaL}の2電流は交感神経の主要な標的です．交感神経刺激により外向き電流のI_{Ks}，内向き電流のI_{CaL}とも大きくなるので，通常の人は交感神経刺激ではQT間隔は大きく変化しません．ところが，QT延長症候群1型でI_{Ks}がもともと小さい人はそれだけでもQT

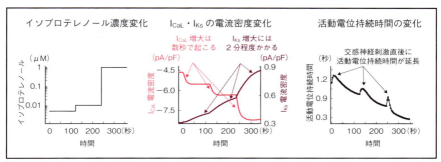

図2 I_{CaL}とI_{Ks}の交感神経応答の時間的差異

（文献1 Figure 3より改変引用）

が延長しています．そこに交感神経の活性化が加わるとI_{CaL}は増大するのですが，これのバランスをとるI_{Ks}の増大の程度が小さいために，**交感神経活性化時に特にQT間隔の延長が著明になります．このため，不整脈発作が起こりやすくなるのです．**これが，QT延長症候群1型で運動時に不整脈が起こりやすい理由です．

　なぜ，水泳中に発作が起こりやすいのかは，重力の影響などが学会で言及されたりしますが，そのエビデンスはまだないのではないかと思います．QT延長症候群のトルサード・ドゥ・ポアンツは多くの場合一過性で，突然死までには至らず失神やめまいで終わることがほとんどです．陸上では失神・めまいが起きても大事には至らないのですが，水泳中だと不整脈死ではなくても溺死となってしまう可能性があるので印象に残りやすいだけではと筆者は考えています．ただし，これも筆者の私見であってエビデンスがあるわけではありません．

2）QT延長症候群2型が音刺激で不整脈発作を起こしやすい理由

　I_{Ks}とI_{CaL}が交感神経刺激でともに増大することは前記しましたが，実は交感神経刺激が急激に起きたときはその応答の時間経過が両者でかなり違います．交感神経β受容体アゴニストのイソプロテレノールを段階的に濃度を変えて投与し，I_{CaL}とI_{Ks}の応答の時間経過を調べた実験があります[1]．**I_{CaL}は交感神経が急激に活性化されると数秒で増大するのに対して，I_{Ks}の増大には約2分かかります**（**図2**中）．したがって，急激な交感神経活性化直後は内向き電流の増大が優勢になって，活動電位持続時間が一過

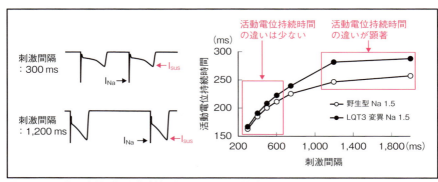

図3 QT延長症候群3型が徐脈で悪化する機序

（文献2 Figure 11 より改変引用）

性に延長します（**図2右**）．運動の場合はウォームアップなどにより脈拍数が徐々に増加することからわかるように，交感神経の活性化は徐々に起こります．これに対して電話のベルがなるとビクッとするように，交感神経の活性化は急激に起こり，活動電位持続時間が一過性に延長します．通常の人であれば，もうひとつの外向き電流I_{Kr}が無傷なのでこの影響はそれほど大きくありませんが，I_{Kr}が異常のQT延長症候群2型の人ではこの影響が強く出てしまうのだと考えられています．

3）QT延長症候群3型が徐脈で不整脈発作を起こしやすい理由：

　　QT延長症候群が徐脈で不整脈発作を起こしやすい理由は，少なくとも筆者にとってはいまいちスッキリしない説明となっています．しかし，QT延長症候群1型・2型だけで説明を止めるのはいかにも片手落ちなので，現時点でわかっているところで説明させていただきます．

　　もともと，I_{Na}は脱分極により活性化されたあと，速やかに不活性化されるために活動電位の立ち上がりには関与するが，その持続時間には関与しないと考えられていました（**メモ参照**）．しかし，QT延長症候群の遺伝子として，活動電位持続時間に関係しないI_{Na}を担うチャネルである$Na_V1.5$（Scn5a）をコードする遺伝子に変異がみつかったことは正直意外でした．予想外の結果がわかると研究者の血が騒ぐものです．多くの研究者がこれに取り組みましたが，日本人電気生理学者の矢沢博士（前鹿児島大学）・蒔田博士（長崎大学教授）らの検討で理由が明らかになりました．

メモ：活動電位とイオンチャネルのキネティックス

　心臓の基礎電気生理は，臨床家の先生が最も苦手とするところで，できたら避けて通りたいところではないでしょうか？　知り合いの某大学循環器内科教授が，「心臓にイオンチャネルがなかったら，どんなに楽なことか？」と話されていて，不整脈を専門とするものとしてはちょっとショックでした．本書でもできる限り避けて通りたいのですが，どうしても必要な用語だけは説明したいと思います．

　細胞膜は脂質二重層からできており，イオンを通すことのできない約10 nmの薄い絶縁膜です．心筋細胞に限らず，すべての細胞は細胞の内側が電気的にマイナスに偏位しており，細胞膜を挟んで内側にマイナス電荷，外側にプラス電荷が引き合った形になっています．このようにプラス極とマイナス極が分かれていることから，この状態を「分極」と呼びます．心筋細胞のように興奮する細胞では，一過性に細胞内がプラスにシフト（これを「脱分極」といいます）することがあり，これを活動電位と呼んでいます．

　細胞内が電気的にプラスにシフトするためには，絶縁体の細胞膜をイオンが通らなくてはいけません．それを可能にしているのが，細胞膜タンパク質のイオンチャネルです．イオンチャネルはイオンが通る孔「ポア」とこれに蓋をする「ゲート」を持っています．ゲートを開け閉めする機構を「ゲーティング」といいます．心臓で重要となるのは，膜電位を感知してゲートの開け閉めをする電位依存性イオンチャネルです．電位依存性チャネルには，「活性化ゲート」と「不活性化ゲート」の2つのゲー

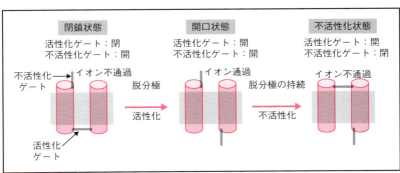

図4　電位依存性チャネルの活性化と不活性化

トがあります.脱分極すると活性化ゲートが開いてイオンがチャネル孔を通過できますが,脱分極が持続すると不活性化ゲートが閉じてイオンが再び通過できなくなります(**図4**).これを「不活性化」と呼んでいます.ナトリウムチャネルは,活性化と不活性化の時間経過が特に速いチャネルです.

$Na_V1.5$(Scn5a)のLQTをもたらす変異ではI_{Na}の速い不活性化が障害されるため,活動電位中に持続する内向きのI_{Na}(これをI_{sus}といいます)が流れて活動電位持続時間を延長します.この不活性化は刺激頻度が遅くなると障害が強くなるため,I_{sus}の大きさと刺激頻度が逆の相関関係を示し,徐脈ほどQT間隔の延長が強くなって不整脈発作を起こしやすくなります(**図3**)[2].

 臨床ではこう捉える!

　最近では,小学1年生の学校検診に心電図が取り入れられていることもあり,QT延長は不整脈発作を起こす前に診断を下されることが多くなりました.そのため,患者や家族に症状の実感がないので,逆に治療するのが難しくなっている面もあるのではないでしょうか?

　QT延長症候群では,上記に説明したように発作が起こる状況が異なっており,これによる日常生活の注意点やさらには治療薬も異なっています.そのため,遺伝子特異的治療が行われる数少ない疾患であり,遺伝子検査の保険適用が承認されています.ですので,QT延長症候群の疑いがある患者さんが学校検診から紹介されてきた場合には,是非専門施設に紹介し遺伝子検査を行うように勧めましょう.

　遺伝子検査の結果,QT延長症候群1型と診断された場合は,残念ながら水泳は控えてもらうように指導することになるでしょう.他の運動は迷うところです.子供で遊びたい盛りであることも考慮すると,それでも運動を全面的に禁止するのか,βブロッカーを服用しながらある程度の運動を許可するのか,学校のスタッフにAEDの使用などを十分に熟知してもらって許可するのか,などは専門医でも意見が分かれるところかと思います.これにはご両親の意向も重要な要因となることから,起こりうる可能

性を十分説明して，親御さんや本人とも相談し納得していただいたうえで，決める必要があるでしょう．

一方，QT延長症候群2型の診断が下された場合は，目覚まし時計を使って起きないこと，電話をその人の居室に置かないこと，などの対応が必要となります．これくらいの不便は患者にのんでもらいましょう．

QT延長症候群3型の診断が下された場合は，徐脈をもたらす薬物の投与は控えましょう．

遺伝子検査が可能となる前は，QT延長症候群ではタイプに限らずβブロッカーが第一選択薬とされてきました．遺伝子検査が可能となってからは，1型と2型ではβブロッカーが第一選択薬となりますが，3型ではβブロッカーの投与は慎重にしたほうがよいと考えられています．QT延長症候群では無治療の場合，年間死亡率は21％とされています．βブロッカーで治療を行うと，QT延長症候群1型ではこれが0.5％，2型では6〜7％であるのに対して，3型では10〜15％とその効果は限定的です．恐れていたように，徐脈を増長して症状が悪化するという結果でもありませんが，あまり発作が抑えられていないことも確かのようです．

ポイント

- ✓ QT延長症候群1型はI_{Ks}チャネルをコードする*KCNQ1*遺伝子,2型はI_{Kr}チャネルをコードする*hERG*遺伝子の異常を原因とします.
- ✓ QT間隔は,主に内向き電流のI_{CaL}と外向き電流のI_{Kr}・I_{Ks}のバランスにより規定されます.
- ✓ 交感神経の主な標的となる電流はI_{CaL}とI_{Ks}で,どちらも交感神経刺激により増大します.
- ✓ I_{Ks}チャネルが異常なQT延長症候群1型の人は,交感神経が活性化されたときI_{CaL}の増大が優勢となり,QT間隔がさらに延長するので,交感神経が緊張する運動時に発作を起こしやすくなります.
- ✓ 交感神経の活性が急激に変化したとき,I_{CaL}は秒単位で応答しますが,I_{Ks}の応答には分単位の時間がかかります.そのため,急激な交感神経活性化の初期にはI_{CaL}が優勢となりQT間隔が一過性に延長します.
- ✓ I_{Kr}が異常なQT延長症候群2型の患者では,急激な交感神経活性化初期のQT延長が強く現れるので,音などの急激に交感神経が活性化する刺激で不整脈発作を起こしやすくなります.
- ✓ QT延長症候群3型の変異を持つ$Na_V1.5$(Scna5a)では,速い不活性化が障害されています.その障害の程度が,刺激頻度が遅くなるほど強くなるので,3型の人は徐脈のときに発作が起こりやすくなります.

文献

1) Xie Y, et al. β-adrenergic stimulation activates early afterdepolarizations transiently via kinetic mismatch of PKA targets. J. Mol. Cell. Cardiol. 2013;**58**:153-161.
2) Clancy CE, et al. Insights into the molecular mechanisms of bradycardiac-triggered arrhythmias in long QT-3 syndrome. J. Clin. Invest. 2002;**110**:1251-1262.

10 着るだけで心電図が取れるTシャツ

a こんなギモンがあります

　不整脈や狭心症が疑われる患者さんで，その発作時の心電図を捉えようとするときにはホルター心電図で24時間心電図をモニターします．それでも，なかなか発作時の心電図が捉えられず頭を抱えることも多いのではないでしょうか？　自分の患者さんでも，落語家で講壇に上がるときにめまいがする，音楽家でコンサート中に限って動悸がする，など特定の状況に限り症状を示す方がいらっしゃったので，わざわざ講壇のときやコンサートのときに不便を承知でホルター心電図をつけてもらったことがあります．最近では，長時間ホルター心電計や植込み型心電図ループレコーダーなどでより長い時間の心電図モニターが可能となっていますが，不便であることは否めません．最近，リストバンドや腕時計などのwearable deviseが流行ってきています．wearable deviseで簡便に心電図を記録することはできないものでしょうか？

b まず結論から

　白川秀樹博士が2000年にノーベル化学賞を受賞されたことを覚えている人も多いと思います．<u>白川博士は，ポリアセチレンという電気を通す高分子（プラスチックのことです）を発明したことでノーベル賞を受賞しま</u>

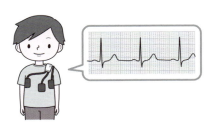

ウェアラブル電極インナーが医療応用できるときがくるかも…

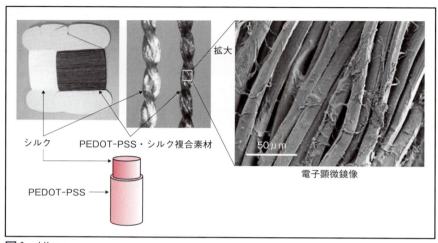

図1　Hitoe

(文献1 図2より引用)

した．この導電性プラスチックを利用して，東レとNTTが共同して着るだけで心電図を計測できるTシャツ，ウェアラブル電極インナーを開発しました．2016年時点で薬事法申請中ですが未承認のため，まだ医療応用はできませんが，スポーツ界などではすでに実用化されています．

C　その根拠は？

　プラスチック（合成樹脂）とは，人為的に製造された高分子化合物のことで，ポリエチレンやポリ塩化ビニルなどがあります．白川博士は臭素を含むプラスチック，ポリアセチレン，が電気を通すことをみつけて，これまで絶縁体と考えられていたプラスチックにも電気を通すものがあることをみつけました．これがノーベル化学賞受賞対象となったのです．これは，携帯電話のメモリーなどにも利用され携帯電話の軽量化に貢献していますが，東レが自社製のナノファイバーにポリアセチレンをコーティングすることにより生体信号を検出できる生地素材hitoe（十二単などから来た名前でしょう）を開発しました（図1）[1]．

　これを使って心電図を計測できるTシャツをつくることが考えられましたが，最初はTシャツと体の接着がルースで，ノイズが大きいため

まったく使い物にならなかったようです．そこで利用されたのが，compression innerです．皆さんも，メジャーリーガーのイチロー選手などが練習のときに体に密着するタイツなどを付けているのをみたことがあることでしょう．このcompression innerは疲労物質を速やかに筋肉から洗い流してくれるため，運動のパフォーマンスが上がることからスポーツ選手が愛用しているようです．そこで，hitoeでcompression innerをつくってみると，Tシャツと体の密着が飛躍的に増しノイズを大幅に減らすことができ，心電図の計測が可能となったそうです．Tシャツのポケットにbluetooth発信器を入れておくと，PC・タブレット・スマートフォンなどで心電図をワイヤレスに記録することも可能となっています．

d 臨床ではこう捉える！

　前述したように2016年時点では薬事法が承認されていないのでまだ臨床で使うことはできませんが，筆者は臨床に導入されるのは時間の問題のように思っています．それを前提にどのような臨床応用ができるか考えてみました．

　もちろん，ホルター心電図・モニター心電図の代用としての活用が考えられます．ホルター心電図は，入浴の防水性に耐えるものや12誘導72時間連続記録可能なcardiomemoryなども利用されるようになってきています．また，植込み型心電図ループレコーダーなどによる長時間心電図記録はかなり進歩しました．とはいえ，時間の制限や侵襲性の問題などがあり，これに変わる技術となる可能性があります．

　また，看取りへの応用も期待されています．いわば「在宅モニター心電図システム」といったものです．国策として在宅医療が推進されていますが，看取りへの応用は大きな市場となることが期待されます．

> **ポイント**
> ✓ 白川秀樹博士が導電性プラスチックを発明し，2000年ノーベル化学賞を受賞しました．
> ✓ ナノファイバーに導電性プラスチックをコーティングすることにより，生体信号計測可能な生地素材hitoeが開発されました．
> ✓ hitoeを原料にcompression innerをつくることにより，心電図計測可能なTシャツが開発されました．
> ✓ ホルター心電図の代用，および在宅モニター心電図システムとしての医療応用が将来的に期待されます．

文　献

1) 塚田信吾ほか．着るだけで心電図を測るウェアラブル電極インナー．NTT技術ジャーナル 2014；**2**：15-18.

11 血液型が血栓症（心筋梗塞，脳梗塞など）のリスク！

a こんなギモンがあります

　心筋梗塞の遺伝的リスクを調べる欧米で行われたGWAS（**p54メモ参照**）で，血液型を決めるABO遺伝子が心筋梗塞発症と強く関係することが報告されています．それでは，実際にABO血液型が心筋梗塞発症と関係するのでしょうか？　もしそうであれば，ABO遺伝子がコードするタンパク質がどのような機序で心筋梗塞発症と関係するのでしょう？

b まず結論から

　血液型がO型の人に比べて非O型（A型，B型，AB型）の人では，心筋梗塞・脳梗塞などの血栓症を発症する頻度が高くなります．ABO遺伝子は，赤血球の表面抗原（H抗原）に糖鎖を付加する酵素です．この酵素は，凝固因子（von Willebrand）因子にも糖鎖をつけることで，von Willebrand因子の安定性に影響を与えるので，血栓性疾患の発症頻度と関係があるのです．

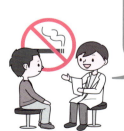

喫煙者の心筋梗塞のリスクはだいたい3倍です．
そしてA型なんですね…？
A型の方は心筋梗塞のリスクが1.6倍なんですよ．
つまり…3×1.6となると……？
禁煙しましょうね．

表1 ABO遺伝子・血液型ABOと心筋梗塞・冠動脈疾患の関係

	心筋梗塞（＋）vs. 心筋梗塞（−）		冠動脈疾患（＋）vs. 冠動脈疾患（−）	
	オッズ比	p値	オッズ比	p値
ABO遺伝子（遺伝子多型vs.野生型）	1.39	0.001	1.13	0.22
ABO型（非O vs. O）	1.62	0.0004	1.13	0.30

オッズ比は，その疾患に何倍なりやすいかを示します．p値は統計学的指標で，0.05以下の場合，その差が統計学的に意味を持った差であることを示します．

C その根拠は？

1）ABO血液型は心筋梗塞発症と関係があるのか？

　欧米人を対象として行われた心筋梗塞のGWASで，50以上の遺伝的リスクが同定されています．このなかで，心筋梗塞発症との関連の強さがベスト10に入る因子のひとつとしてABO遺伝子が同定されています[1]．心筋梗塞のベースとなる冠動脈疾患の罹患率の比較をみてみると，ABO遺伝子は冠動脈疾患罹患率と関連がありません（**表1**）．このことから，ABO遺伝子は動脈硬化ではなく血栓形成に関係すると理解されています．同様の研究が脳梗塞でも行われ，やはりABO遺伝子が遺伝的リスクとなることが明らかとなりました．つまり，ABO遺伝子は血栓症発症に関係する遺伝子なのです．

　そこで，血液のABO型自体が心筋梗塞発症と関連があるのか文献検索を行ってみると，なんと1971年に非O型はO型に比べて心筋梗塞になりやすいことがLancetという臨床研究では1～2を争う一流雑誌にすでに報告されています（**表1**）[2]．ここでも，冠動脈疾患率は血液型で違いがないことから血液型ABOも血栓症と関連することが示唆されます．

2）どのような機序でABO遺伝子は心筋梗塞発症と関係するのか？

　なぜ，O型の人は非O型の人に比べて心筋梗塞になりにくいのでしょう？　それを知るために，ABO血液型がどのようにして決まっているのか復習しておきましょう．

11 血液型が血栓症（心筋梗塞，脳梗塞など）のリスク！

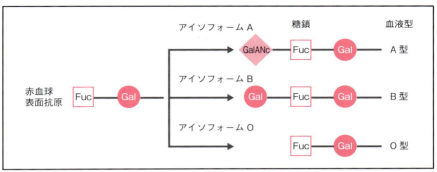

図1　血液型
Fuc：フコース，Gal：ガラクトース，GalANc：N-アセチルガラクトサミン

　ABO遺伝子はひとつの遺伝子なのですが，このひとつの遺伝子から選択的スプライシング（**メモ参照**）と呼ばれる仕組みで3つのタイプ（これを「アイソフォーム」といいます）のタンパク質がつくられます．アイソフォームA・アイソフォームB・アイソフォームOです．これらは，赤血球のH抗原と呼ばれる表面抗原に糖のつながった鎖（糖鎖）をつける働きをします．アイソフォームAによってH抗原の糖鎖にN-ガラクトサミンがつくと抗A抗体に反応し，アイソフォームBによって別の糖，ガラクトースがつくと抗B抗体に反応します（**図1**）．アイソフォームOは糖をつける能力を失っており，抗A抗体にも抗B抗体にも反応しません（**図1**）．抗A抗体だけに反応すると血液型A，抗B抗体だけに反応すると血液型B，抗A抗体にも抗B抗体にも反応すると血液型AB，抗A抗体にも抗B抗体にも反応しないと血液型Oということになります．

　それではこの酵素は赤血球表面抗原だけに糖鎖をつけるのでしょうか？　生体はそんな無駄なことをすることは滅多にありません（どうしても特異性を持たせなければならないときは，例外的にありますが…）．**ABO遺伝子産物の酵素も，様々なタンパク質に糖鎖をつけることができます．そのひとつに，血液の凝固を促進する凝固因子（von Willebrand因子）があります．**タンパク質は，体のなかでは産生と分解を受けており，この両者のバランスで一定の濃度が保たれるようになっています．**von Willebrand因子に糖鎖がつくと（これはAという糖鎖でもBという糖鎖でも構いません），分解を受けにくくなりこの凝固因子が血中に安定して**

長く，言い換えると高濃度存在することになります．このため，血液型A型・B型・AB型の人は凝固因子von Willebrand因子の濃度が高いため血栓ができやすく，血液型O型の人はvon Willebrand因子の濃度が低く，血栓ができにくくなります．

メモ：選択的スプライシング

　ヒトは遺伝子を約2万〜3万個持っているといわれています．ヒトゲノム計画でヒトゲノムの全長が解読されたのに，遺伝子数が正確に決まっていないのは不思議に思うかもしれませんが，これが実状です．クリックが提唱したセントラルドグマ「1遺伝子＝1タンパク質」では，タンパク質数も2万〜3万個ということになりますが，タンパク質数は10万個以上あるといわれています．これは，選択的スプライシングと呼ばれる仕組みによって，ひとつの遺伝子から複数のタンパク質がつくられるからです．これらの同一遺伝子からできる異なったタンパク質をアイソフォーム（isoform）と呼びます．

　選択的スプライシングの仕組みを簡単に説明しましょう．遺伝子にはタンパク質に翻訳される領域「エクソン」と翻訳されない領域「イントロン」が互い違いに並んでいます．図2では4つのエクソンと3つのイントロンを持つ仮想の遺伝子を例にとっています．すべてのタンパク質ですべてのエクソン（図2ではエクソン1〜4）を使うかというとそうではありません．エクソンを選択してタンパク質をつくっています．図2の例では，エクソン1・2・4を使ったのがアイソフォームA，エクソン1・3・4を使ったのがアイソフォームBとなります．このようにして，生体は限られた遺伝子を最大限活用して多様性を獲得しているのです．

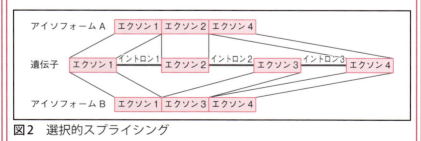

図2　選択的スプライシング

臨床ではこう捉える！

それでは，「僕はA型だからいつか心筋梗塞か脳梗塞になるんだ」，「私はO型だから心筋梗塞や脳梗塞の心配はしなくていいんだ」となるかというと，そうではありません．心筋梗塞・脳梗塞のようなコモン疾患は，複数の遺伝要因と環境要因は合わさって疾患が発症します．しかも，前記したように遺伝要因も複数あり，現段階でも心筋梗塞で50以上，糖尿病では80以上同定されています．ABO遺伝子はそのなかのひとつにすぎないのです．しかも，O型の人に比べて非O型の人は1.62倍心筋梗塞になりやすいという程度です．たとえば，喫煙は心筋梗塞のリスクになることは皆さんご存知かと思います．喫煙者は，非喫煙者に比べて男性では3.64倍，女性では2.90倍心筋梗塞になりやすいという統計があります．したがって，血液型のリスクは喫煙のリスクのたかだか1/3程度なのです．

それでは，この情報は臨床的にまったく利用価値がないのでしょうか？　自分は禁煙を勧めるときの殺し文句のひとつに利用しています．A型で喫煙をする人がいた場合，「喫煙による心筋梗塞のリスクは約3倍です．実は血液型も心筋梗塞発症と関係があって，あなたは血液型がA型で心筋梗塞のリスクは約1.6倍です．したがって，A型で喫煙するあなたのリスクは3×1.6≒5倍になります．さあ，喫煙やめますか，やめませんか？」といって説得を試みています．O型の人には情報を隠すというダブルスタンダードの対応をとるのですが，患者さんのためを思えばこそということでお許しをいただければと思います．

ポイント

✓ 血液型は，心筋梗塞・脳梗塞などの血栓症の発症と関係があります．

✓ 非O型の人はO型の人に比べて1.6倍程度心筋梗塞の発症頻度が高くなります．

✓ これは凝固因子（von Willebrand因子）の安定と関係します．

文献

1) Reilly MP, et al. Identification of ADAMTS7 as a novel locus for coronary atherosclerosis and association of ABO with myocardial infarction in the presence of coronary atherosclerosis: two genome-wide association studies. Lancet 2011; **377**: 383-392.
2) Allen TM. ABO blood-groups and myocardial infarction. Lancet 1971; **1**: 238-239.

12 血管内皮でつくられたNOの輸送を制御するヘモグロビン

a こんなギモンがあります

　血管内皮細胞の重要な機能のひとつが，内皮型一酸化窒素（NO）合成酵素（eNOS）からNOを産生することです．NOは平滑筋細胞に作用して弛緩をもたらします．血圧が上昇する，などにより血管内皮に水平方向にかかる物理的力（これを「ずり応力（shear stress）」といいます）が増大すると，eNOSが活性化されてNOが産生されます．これが平滑筋の弛緩をもたらすので，過剰な血圧の上昇が予防されます．今まで，「NOは気体なので血管内皮から平滑筋へ自由拡散によって移動する」と説明され疑いを持っていませんでしたが，本当にそうなのでしょうか？

b まず結論から

　NOが血管内皮細胞から平滑筋に移動する際に，筋-内皮接合部と呼ばれる特殊な構造部位に存在するヘモグロビンが交通整理にあたっており，NOの移動は明確な制御システムにより調節されています．この血管内皮から平滑筋へのNOの移動にかかわる調節機構は，高血圧や冠動脈疾患なども重要な創薬の標的となる可能性があります．

c その根拠は？

　血管内皮細胞と平滑筋は直接接触しているのではなくて，「内弾性板（internal elastic lamina）」と呼ばれる隔壁によって隔てられています．内弾性板はところどころに隙間があり，そこから内皮細胞が突起を伸ばして平滑筋と接しています．この場所を，「筋-内皮接合部（myo-endothelial junction：MEJ）」と呼びます（図1上）．
　2012年にNature誌に発表された論文[1,2]で，MEJにヘモグロビンが発現していることが示されました．赤血球で酸素の運搬に使われるのが唯一の

作用かと思っていたヘモグロビンがMEJに存在するなんて，何とも意外な結果です．それでは，MEJに発現しているヘモグロビンは何をしているのでしょう？ 実は赤血球のヘモグロビンは酸素だけでなくNOも結合することができ，NOの遠隔作用を担う働きもしています．このような予備知識から，「MEJでもヘモグロビンはNOを結合し，血管内皮細胞から平滑筋へのNOの移動に何らかの調節を行っているのではないか？」という仮説に着想できるでしょう．そこで，*in vitro*実験系でMEJの内皮側にNOを投与し，平滑筋側でNOを測定し，MEJを介するNOの輸送能力を調べる実験が行われました．このとき，ヘモグロビンをsiRNAという方法（**メモ参照**）で発現しないようにしておくと，NOが運搬されなくなりました．すなわち，MEJに存在するヘモグロビンがNOの血管内皮細胞から平滑筋細胞への輸送になくてはならない分子だったのです（**図1下左**）．

メモ：siRNA（small interfering RNA）

　siRNAは，もともと虫や植物がウイルス感染から我が身を守るために備えていた防御システムを活用したものです．虫や植物にウイルスが感染すると，ウイルスは自己のDNA（DNAウイルスの場合）あるいはRNA（RNAウイルスの場合）を細胞に注入して細胞機能を乗っ取ろうとします．ウイルス感染は時限爆弾のようなもので，注入されたDNA/RNAが働き出すまでに数時間の余裕しかなく，この限られた時間に細胞はこれを何とか排除しなくてはなりません．この時限爆弾を解除するのに使われている仕組みは，「転写後遺伝子サイレンシング機構（post-transcriptional gene silencing）」と呼ばれます．虫や植物の細胞はウイルスが感染すると，ウイルスRNAあるいは，ウイルスDNAから転写されたRNAに対して相補的なRNAを作製し，ウイルス由来のRNAとの間に二本鎖RNAを作製します．二本鎖RNAは，RISCと呼ばれる複合体に取り込まれる性質があり，RISCの持つRNAase活性によって分解されます．哺乳類の細胞でもつぶしたい遺伝子由来のRNAに対して相補的なRNAを人工的に導入すると，これらが二本鎖RNAとなり，RISCに取り込まれて分解されることがわかりました．このシステムをsiRNAと呼んでおり，主に基礎実験で標的遺伝子由来のタンパク質をつぶすのに用いられています．最近では，核酸医療としてヒト臨床でも使われ始めています．

12 血管内皮でつくられたNOの輸送を制御するヘモグロビン

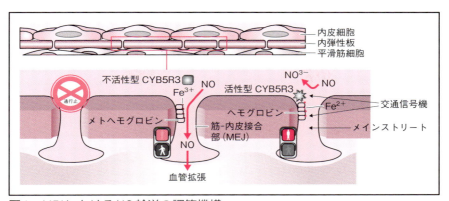

図1 MEJにおけるNO輸送の調節機構

（文献1 Figure 1より改変引用）

　それでは，ヘモグロビンはMEJに存在しさえすればよいのでしょうか？ ヘモグロビンの状態によって，NOの移動の多少に変化はないのでしょうか？ そこで，ヘモグロビンとNOの結合を少し考えてみましょう．ヘモグロビンには鉄が配位しています．鉄は遷移金属であり，その特徴として複数の電荷状態，すなわちFe^{2+}とFe^{3+}の両方の状態をとることができます．Fe^{2+}を酸素がある状態においておくと，酸化されてFe^{3+}になります．高校化学で勉強したと思いますが，鉄が酸化されてFeOからFe_2O_3になると鉄さび（赤さび）になるのでしたね．ヘモグロビンのFe^{2+}がFe^{3+}になったものを「メトヘモグロビン」と呼びます．Fe^{2+}はO_2やNOと結合することができますが，Fe^{3+}すなわちメトヘモグロビンはこれらと結合する能力を失います．赤血球でヘモグロビンがO_2と結合する能力を持ち続けるためには，チトクロームB5還元酵素3（CYB5R3）と呼ばれる酸化されたFe^{3+}をFe^{2+}に還元する酵素が必要です．CYB5R3はもちろん赤血球には豊富に存在していますが，MEJにも発現しています．それでは，MEJに存在するCYB5R3は血管内皮細胞から平滑筋細胞へのNOの輸送に関係しているのでしょうか？ 2012年のNatureの論文で，CYB5R3をsiRNAでつぶしてしまう実験が行われています[2]．すると，血管内皮細胞から平滑筋細胞へのNOの移動が増加しました．この結果から，MEJに存在するFe^{2+}を持つヘモグロビンはMEJにNOを集中させる役割を果しておりNOの輸送にはなくてはならない存在ですが，ずっとFe^{2+}のままだ

とNOを手放すことができないので内皮細胞から平滑筋細胞のNO輸送は限定的となります．酸化されてFe^{3+}となることがNO輸送の促進には重要である，と考えられています（**図1下**）．

臨床ではこう捉える！

　血管内皮から平滑筋へのNOの移動が，自由拡散によって行われるのではなくヘモグロビンを利用した制御システムがあることはまさしく目からウロコです．ただ，それがすぐに臨床に応用できるかというと，残念ながらそうでもなさそうです．おそらくMEJにおけるNOの輸送の調節には，CYB5R3の活性の制御機構が鍵を握ることが予想されます．そこで，この制御機構に介入する薬物が開発されれば，心不全や高血圧における末梢血管抵抗の減少，冠攣縮性狭心症の治療などに新たな展開が期待されるかもしれません．

　このような新しい機構がわかると，これまでの常識の軌道修正を行う必要性が出てきます．たとえば，鉄欠乏性貧血などのように鉄が欠乏した状態では，MEJのヘモグロビンの鉄も欠乏するのでしょうか？　もしそうであれば，鉄欠乏患者ではNOによる血管拡張作用が減弱し，全身血管抵抗が上昇しているのでしょうか？　また，ニトログリセリンなどの硝酸薬を投与した場合のNOも，MEJを介して平滑筋に輸送され，ヘモグロビンの調節を受けるのでしょうか？　それとも，血管内皮で産生されない外因性のNOは何らかの迂回路を通って平滑筋に到達するのでしょうか？　臨床家としてはここらへんも非常に興味深いところです．

ポイント

- 抵抗血管（筋性血管）では，内皮と平滑筋は内弾性板により隔てられており，内弾性板のところどころに空いている隙間から内皮細胞が突起を伸ばして平滑筋と接するMEJを形成しています．
- 血管内皮から平滑筋へのNOの移動は従来考えられていたように自由拡散で行われるのではなく，MEJでNOの移動が厳密に制御されています．
- MEJにはヘモグロビンが存在し，これが血管内皮から平滑筋へのNOの輸送には不可欠です．
- ヘモグロビンのFeはFe^{2+}とFe^{3+}の状態をとることができ，Fe^{2+}のときはNOを結合するためMEJを介するNOの移動は限定的となりますが，Fe^{3+}になるとNOの移動が促進されます．
- Fe^{3+}からFe^{2+}の変換には還元酵素のCYB5R3が必要であり，血管内皮から平滑筋へのNOの移動もCYB5R3の調節を受けています．

文献

1) Gladwin MT, Kim-Shapiro DB. Nitric oxide caught in traffic. Nature 2012；**491**：344-345.
2) Straub AC, et al. Endothelial cell expression of haemoglobin α regulates nitric oxide signaling. Nature 2012；**491**：473-477.

13 血小板血栓とフィブリン血栓

a こんなギモンがあります

　血栓には，フィブリン血栓と血小板血栓の2種類があります．フィブリン血栓は血流の遅い静脈系にできやすく，また心房細動の左房内など血流が停滞したところにできるのもフィブリン血栓です．一方，血小板血栓は血流の早い動脈系にできやすく，心筋梗塞を引き起こす冠動脈内の血栓は血小板血栓です．それでは，なぜフィブリン血栓は血流の遅いところにできやすく，血小板血栓は血流の速いところにできやすいのでしょう？

b まず結論から

　赤血球の表面にはエラスターゼと呼ばれるタンパク質分解酵素が存在しており，これが凝固因子IXを活性化してフィブリンを形成する凝固系を活性化します．このエラスターゼの活性が血流速度と反比例するので，フィブリン血栓は血流の遅いところにできやすくなります．一方，血流の速いところではずり応力がかかります．これによって，糖タンパク質（GP）-Ib

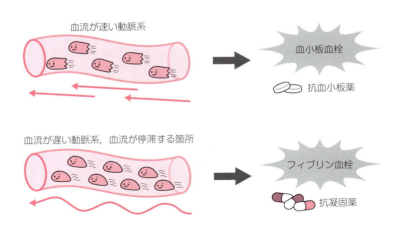

と von Willebrand factor（vWF）の相互作用，内皮傷害によるコラーゲンの露出，血小板の変形による活性化，の3つが誘導されるため，血小板血栓ができやすくなります．

C その根拠は？

1) 血流の停滞がフィブリン血栓を引き起こすメカニズム

　血液が停滞すると血栓が形成されやすくなることは，臨床医学的な見地からはずいぶん古くから知られていました．しかし，その理由が明らかになったのは21世紀に入ってからです．理化学研究所の貝原真博士らは，凝固因子に血液を加えると血栓ができることを観察していました．血液から血小板を除いても血栓ができるので，血小板血栓でないフィブリン血栓ができたと考えられます．そこで，様々な生化学実験を行った結果，最初に活性化される凝固因子が第IX因子であること，第IX因子を活性化する酵素は赤血球膜に存在するエラスターゼであること，が明らかになりました[1]．赤血球が停滞すると，血管壁にある凝固因子IXを活性化して，一連の凝固カスケードが走り，フィブリン血栓ができるのです．

　貝原博士のグループは，さらに遅い血流，妊娠女性，糖尿病患者，高齢者などで赤血球膜エラスターゼによる第IX因子の活性化が増強されることも明らかにしています．これはとても重要な示唆に富んでいます．**心房細動患者で心原性脳塞栓のリスク評価に使われる$CHADS_2$あるいはCHA_2DS_2-VAScスコアで，遅い血流の原因となる心不全，年齢，糖尿病，女性などが含まれており，$CHADS_2$あるいはCHA_2DS_2-VAScスコアのかなりの部分が，じつは「赤血球膜エラスターゼ誘導性第IX因子の活性化」の起こりやすさを反映した指標のようです．**

2) 血流が速いと血小板血栓ができやすい理由

　血流が速い動脈で，血小板血栓ができやすい理由には下記の3つの因子が関係します：

> ✓ GP-IbとvWFとの相互作用
> ✓ 内皮障害とコラーゲンの露出
> ✓ 血小板の活性化

血流が速い動脈では，血管壁に「ずり応力(shear stress)」がかかります．ずり応力によって生じる「ずり速度(shear rate)」は，

- 太い動脈(弾性血管)：300〜800 s^{-1}
- 細い動脈(筋性血管or抵抗血管)：500〜1,600 s^{-1}
- 狭窄のある動脈：〜10,000 s^{-1}
- 静脈：＜500 s^{-1}

とされています．ずり速度が500 s^{-1}以上になると，GP-IbとvWFとの相互作用が誘導されます．すなわち，GP-IbとvWFとの相互作用は細い動脈・狭窄のある動脈で誘導されますが，静脈では誘導されません．

ただし，GP-IbとvWFとの相互作用だけでは血栓形成は起こりません．ずり応力のかかる動脈では，血管内皮の傷害が起こりやすくなっています．血管内皮が障害されると，組織内のコラーゲンが露出されGP-Ibとコラーゲンの相互作用を介して，GP-Ib-vWF複合体の血管壁への沈着を引き起こします．

vWFは血小板と結合する性質を持つので，これによって血管壁に血小板が接着することになります．ただし，これだけでもまだ不十分で，血小板はvWFへの結合-解離を繰り返すだけで血栓形成には至りません．もうひとつ重要なのが，ずり応力による血小板の変形です．これによって，血小板の活性化が起こります．このとき，血小板膜の変形により様々な細胞内シグナル伝達系が活性化されるのですが，ちょっと複雑なのでここでは省略します．「血小板の変形⇒血小板の活性化」だけ覚えておいてください．このように，ずり応力によって引き起こされる3因子の変化が血小板血栓の誘因となります．「11. 血液型が血栓症(心筋梗塞，脳梗塞など)のリスク！」で，A・B・AB型の血液ではvWFが安定化されることが関係したことは，速い血流が血小板血栓を形成するメカニズムでよく説明できますね．

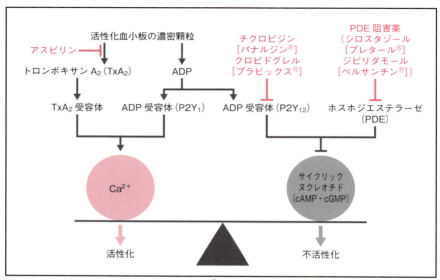

図1 血小板活性化の2つの経路：Ca^{2+}依存性経路とサイクリックヌクレオチド依存性経路

 臨床ではこう捉える！

　静脈や血流の停滞した場所に血栓が生じる，深部静脈血栓症，心房細動に合併する心原性脳塞栓，エコノミークラス症候群などの治療・予防には抗凝固薬，動脈に血栓のできる心筋梗塞・急性冠症候群，脳梗塞，閉塞性動脈硬化症では抗血小板薬を使います．血小板の活性は，細胞内Ca^{2+}により正に制御され，サイクリックヌクレオチド（cAMP・cGMP）により負に制御されます（図1）．したがって，細胞内のCa^{2+}上昇およびサイクリックヌクレオチドの低下によって血小板の活性化が誘導されます．抗血小板薬のアスピリンはCa^{2+}依存性経路を抑制する作用があり，チクロピジンとホスホジエステラーゼ阻害薬はサイクリックヌクレオチド依存性経路を抑制する作用があります．急性冠症候群やステント留置患者で，血小板の活性化をガッツリ押さえたいときは抗血小板薬を2剤併用しますが，一般的にアスピリンとチクロピジンを併用することが多いのは，異なるCa^{2+}依存性経路とサイクリックヌクレオチド依存性経路をそれぞれ抑えるという意味で理にかなった選択です．

メモ：アスピリンに関するトリビア

　アスピリンは，アラキドン酸をプロスタグランジンG_2に変換するシクロオキシゲナーゼ（COX）を阻害する薬です．アスピリンは世界で最初に人工合成された薬で，1899年に発売が始まっています．そんな，古典的薬のアスピリンで意外に知られていないトリビアをいくつか紹介します（図2）．

(1) 消化性潰瘍を起こす理由：
　これは皆さんご存知と思いますが，プロスタグランジンG_2からつくられるものにトロンボキサンA_2，プロスタグランジンE_2，プロスタグランジンI_2があります．プロスタグランジンE_2は胃粘膜の血管を拡張する作用があるので，この産生が減少すると胃粘膜の傷害が起こりやすくなります．

(2) アスピリン喘息：
　アラキドン酸からつくられるものに，プロスタグランジンG_2とともにリポキシゲナーゼによってつくられるロイコトリエンがあります．ロイコトリエンはアレルギー惹起物質であり，これがアスピリン喘息の原因となります．最近では，ロイコトリエン受容体拮抗薬が複数開発されているので，アスピリン喘息の治療に有効です．

(3) アスピリンジレンマ：
　少量のアスピリンで効果が十分でないとき，その投与量を増やすと効果が上がらないばかりでなく，かえって血栓形成を誘発してしまいま

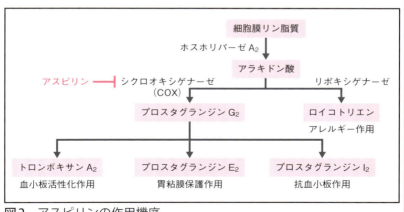

図2　アスピリンの作用機序

す．これをアスピリンジレンマと呼んでいます．これは，高濃度になるとアスピリンが抗血小板作用を持つプロスタグランジンI_2の産生も抑制してしまうからです．それでは，どちらもCOXの下流にあるのに，なぜ低濃度だとトロンボキサンA_2の産生だけ抑えて，高濃度になるプロスタグランジンI_2の合成も抑えてしまうのでしょう．これは，トロンボキサンA_2が血小板でつくられて，プロスタグランジンI_2が内皮細胞でつくられることに関係します．アスピリンはCOXと非可逆的に結合し，COX作用が回復するためにはCOXを再度遺伝子から転写するところから始める必要があります．内皮細胞ではこのCOX再合成のため，アスピリン低濃度ではプロスタグランジンI_2の合成を十分抑えることができません．一方，血小板は核がないので遺伝子の転写からCOXを補うことができません．そこで，低濃度のアスピリンでCOXを十分抑制できるのです．

(4) アスピリンは長期の休薬が必要：

　アスピリンを服用している人が大手術を受けるとき，アスピリンの服用を中止しますが，少なくとも1週間前には服用を中止するように指示すると思います．それはなぜでしょう．アスピリンはCOXに非可逆的に結合するので，薬の服用をやめてもその効果はすぐにはなくなりません．さらに悪いことに，血小板は無核なので遺伝子の転写から補うこともできません．そこで，血小板そのものが新しくなる必要があり，これにはかなり長い時間（1週間程度）が必要なのです．

ポイント

- ✓ 血流の遅い静脈や血流の停滞したところではフィブリン血栓が，血流の速い動脈では血小板血栓ができやすくなっています．
- ✓ 血流の遅いところでは，赤血球膜上にあるエラスターゼが凝固因子IXを活性化して，凝固カスケードを走らせるので，フィブリン血栓ができやすくなります．
- ✓ 血流の速い動脈では，ずり応力がかかります．ずり応力は，GP-IbとvWFの相互作用，内皮細胞の傷害とコラーゲンの露出，血小板の変形による活性化を引き起こすので，血小板血栓ができやすくなります．
- ✓ 血流の遅いところ・停滞したところで起こる血栓症，深部静脈血栓症・心房細動に合併する心原性脳塞栓・エコノミークラス症候群などの治療・予防では，抗凝固薬を使います．
- ✓ 血流の速い動脈に血栓ができる，心筋梗塞・急性冠動脈疾患，脳梗塞，閉塞性動脈硬化症などでは，抗血小板薬を使います．

文 献

1) Iwata H, et al. Purification, identification, and characterization of elastase on erythrocyte membrane as factor IX -activating enzyme. Biochem. Biochim. Res. Commun. 2004；316：65-70.

14 コレステロール合成の脇道がもたらす スタチンの抗酸化作用と横紋筋融解症

a こんなギモンがあります

　スタチンは，血中LDL濃度を下げることが主な作用ですが，これに加えて抗酸化作用・抗炎症作用など様々な作用があることが知られています．これらは，スタチンの「多面性効果（pleiotropic effects）」と呼ばれます．また，薬には副作用がつきものですが，スタチンの有名な副作用のひとつにミオパチーがあり，この重症型は横紋筋融解症と呼ばれます．スタチンの多面性効果はどのような機序でもたらされるのでしょう？　また，スタチンのミオパチーはどのようなメカニズムで生じるのでしょうか？

b まず結論から

　コレステロールの合成経路は，道が途中でいくつかに分かれます．そのひとつはもちろんメインのコレステロール合成経路ですが，脇道としてコエンザイムQ10とちょっと耳慣れない名前かもしれませんがゲラニルゲラニルピロリン酸が合成されます．スタチンは，これらの脇道が分かれる前でコレステロールの合成系をブロックするため，コレステロール合成だけでなく脇道を通って合成される物質のコエンザイムQ10とゲラニルゲラニルピロリン酸も減少させてしまいます．このうち，コエンザイムQの合成を抑制することがミオパチーをもたらし，ゲラニルゲラニルピロリン酸の合成を抑制することが抗酸化作用につながります．コレステロール合成の脇道の抑制は，功罪両面持っているのですね．

c その根拠は？

1）スタチンのpleiotropic effectsの代表，抗酸化作用

　スタチンには数多くのpleiotropic effectsがありますが，そのなかでも

特に有名なのが抗酸化作用でしょう．それでは，スタチンの抗酸化作用はどのようにもたらされるのでしょう？　まず，コレステロールの合成経路とその脇道をみてみましょう．コレステロールは，アセチルCoAとアセトアセチルCoAの結合からHMG-CoAが合成され，HMG-CoAレダクターゼにより還元されてメバロン酸ができ，そのあと種々の酵素反応を経てコレステロールが合成されます．この反応の途中で，ゲラニルピロリン酸からゲラニルゲラニルピロリン酸がつくられる経路，および3,3-ジメチルアリルピロリン酸からコエンザイムQ10が合成される経路が枝分かれします（図1）．**スタチンはこれらの枝分かれの上流のステップをブロックするので，コレステロールだけでなくゲラニルゲラニルピロリン酸，コエンザイムQ10の合成も抑制します．**このうち，ゲラニルゲラニルピロリン酸の合成抑制が，スタチンの抗酸化作用に関係します．

それでは，ゲラニルゲラニルピロリン酸がどのように酸化に関係するのでしょう？　細胞内外で酸化ストレスが起こる場所とその機序は，大きく次の3つに分けることができます：

> ✓ ミトコンドリア⇒酸化的リン酸化の過程で生じる活性酸素
> ✓ 細胞膜⇒細胞膜タンパク質NADPH oxidase（NOX）で生じる活性酸素
> ✓ 細胞外⇒白血球由来MPOで生じる活性酸素

このうち，ゲラニルゲラニルピロリン酸が関係するのは細胞膜タンパク質のNOXです（図2）．NOXが活性化し活性酸素を発生するきっかけは，AngⅡによるAT$_1$受容体の活性化です．これによって，タンパク質キナーゼCが活性化され，NOX1をリン酸化し，過酸化水素が発生します．ただし，この過程が機能するためにひとつの前提条件が必要です．それは，低分子量GタンパクⅡのひとつRacがNOXの近傍，すなわち細胞膜近傍に存在し，NOX1をリン酸化することです．Rac自身はイオンチャネルやトランスポーターのように脂溶性の細胞膜貫通領域を持たないため，それ自体では細胞膜に局在することができません．このように，水溶性でそれ自体では細胞膜に局在できないタンパク質でも，細胞膜で必要となるものが数多くあり，細胞はこれらを細胞膜に局在させる方法を備えています．それは，タンパク質に脂質をつける「脂質修飾」です．脂質修飾で使

14 コレステロール合成の脇道がもたらすスタチンの抗酸化作用と横紋筋融解症

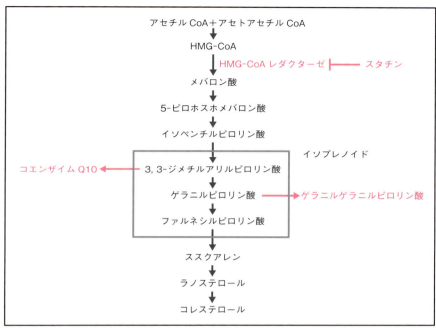

図1 コレステロールの合成経路とその脇道

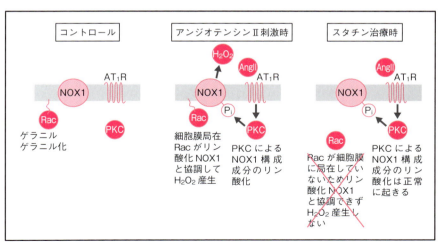

図2 スタチンの抗酸化作用のメカニズム
Ang II：アンジオテンシン II，AT_1R：1型アンジオテンシン II 受容体，PKC：タンパク質キナーゼ II

われる脂質には，パルミチン酸，ミリスチン酸など複数ありますが，Racにくっつく脂質はゲラニルゲラニルピロリン酸です．スタチンによりゲラニルゲラニルピロリン酸の合成が抑制されると，Racの脂質修飾が減少し，細胞膜への局在が減り，AngⅡ刺激が入ってもNOX1を活性化できなくなるのです．これが，スタチンによる抗酸化作用のメカニズムです．

2) スタチンがミオパチーを起こす理由

　　スタチンが横紋融解症を起こす理由は，もうひとつの脇道の産物コエンザイムQ10が関係します．コエンザイムQ10は，ミトコンドリアで酸化的リン酸化の補酵素として働く低分子化合物です．ミトコンドリアはすべての細胞に存在するので，スタチンによりコエンザイムQ10の合成が阻害されると，どの細胞で異常が起きても不思議ではありません．

　では，どうして筋障害が主体となるのでしょうか？ミトコンドリアはATPを産生することが主要な作用です．ATPを特に必要とする組織は，筋肉と脳です．ミトコンドリアの異常が筋肉と脳に起こりやすく，「ミトコンドリア脳筋症」と呼ばれることからもミトコンドリアが脳と筋で特に重要であることは理解できますね．ただし，脳に薬物が到達するためには血液脳関門（blood-brain barrier：BBB）を通過する必要がありますが，スタチンはBBBを通過することができません．そこで，スタチンの副作用が脳で問題になることはありません．もうひとつのATPを特に必要とする組織の筋肉での障害が表面化するのでしょう．

== トピックス ==

　最近，遺伝情報をもとに，個々人に最適の医療を提供しようという「個別化医療（俗にはオーダーメイド医療，テーラーメイド医療ともいいます）」が注目されています．なかでも，個別化医療の実現の近道として，治療介入に対する応答を予測する「ファーマコゲノミクス（pharmacogenomics）」に期待が集まっています．スタチンでも，その効果・副作用と関係する遺伝情報を探索するファーマコゲノミクスが精力的に行われています．そのなかで，横紋筋融解症と関係する遺伝子多型がいくつかみつかっています．そのひとつに，肝臓へのスタチンの取り込みにかかわるトランスポーターをコードする遺伝子 *SLC1B1* の遺伝子多型がミオパチーと関係することが明らかとなりました[1]．遺伝子は1対，2つあるので，両方が標準型の野生型，一方が遺伝子多型のヘテロ型，両方とも遺伝子多型のホモ型の3パターンがあることになります．それぞれが一般人口に占める割合は，野生型77％，ヘテロ型21.5％，ホモ型1.5％です．1つ遺伝子多型が増えるごとに，ミオパチーの発生頻度は4.5倍に増加します（図3）．したがって，遺伝子多型がホモの人は，野生型の人に比べて4.5×4.5＝20.25と20倍強ミオパ

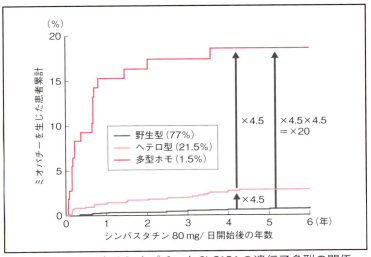

図3　スタチンによるミオパチーと SLC1B1 の遺伝子多型の関係
　　　　　　　　　　　　（文献1 Figure 5より改変引用）

チーが発症しやすいことになります．ミオパチーは0.17％の頻度で起こります．1.5％のホモ型の人では，おおざっぱな計算をすると0.17×20.25＝3.44％にミオパチーが起こる計算になります．見方を変えると，ミオパチーの60％は遺伝子多型ホモ型の人，40％は遺伝子多型ヘテロ型の人に起き，野生型の人に起こることは極めてまれです．

d 臨床ではこう捉える！

　急性冠症候群，特に不安定狭心症では4～6週の間に15～20％が心筋梗塞に移行するので，精力的な治療が必要とされています．このひとつに抗酸化治療があるのですが，はっきりと有効な抗酸化治療は残念ながら今のところありません．ただし，AngⅡシグナル伝達をブロックするACE阻害薬・ARB，およびスタチンは，一定の抗酸化作用も期待されることから，積極的に使うことが推奨されています．急性冠症候群でスタチンを用いるのは，LDL低下作用だけが理由ではないことは頭に入れておきたいところです．

　スタチンが，LDL低下治療の第一選択薬になることは疑いのないところかと思います．ただし，通常量のスタチンで効果不十分のとき選択肢として，①スタチンを増量する，と②他剤を併用する，の2つが考えられます．このどちらを選択するかで臨床医の先生方は迷うことも多いのではないでしょうか？　最近，スタチンの通常量が無効であった場合に，スタチン増量と小腸からコレステロール吸収阻害薬併用と比較したIMPROVE IT研究が報告され，後者が有効であったとの成績が出されています[2]．スタチンを増量して，副作用を密接にチェックするのも一案ですが，多剤併用を積極的に考えることも有効であることが示唆されます．

ポイント

✓ コレステロール合成経路では,コレステロールだけでなく枝分かれしてコエンザイムQ10とゲラニルゲラニルピロリン酸も産生します.

✓ スタチンは,枝分かれする前にこの経路を抑制するので,コレステロールだけでなくコエンザイムQ10とゲラニルゲラニルピロリン酸の合成も抑制します.

✓ ゲラニルゲラニルピロリン酸は,AngⅡがNOXを活性化し活性酸素を産生するのに必要となります.そこで,スタチンによるゲラニルゲラニルピロリン酸合成の抑制は,スタチンの多面性効果のひとつ抗酸化作用をもたらします.

✓ コエンザイムQ10は,ミトコンドリアの電子伝達系に必要な補酵素です.ミトコンドリア機能がとりわけ重要な筋肉でコエンザイムQ10の減少の影響が出やすいことが,スタチンでミオパチーが起こりやすい原因です.

✓ このように,スタチンによるコレステロール合成の脇道の抑制は功罪両面併せ持っています.

文 献

1) Monolio TA, et al. Bringing genome-wide association findings into clinical use. Nat. Rev. Genet. 2013;**14**:549-558.
2) Cannon CP, et al. Ezetimibe added to statin therapy after acute coronary syndromes. N. Engl. J. Med. 2015;**372**:2387-2397.

15 高齢出産に伴う先天性心疾患リスクを減少させる女性のエクササイズ

a こんなギモンがあります

　わが国における1975年の平均出産年齢は25.7歳でしたが，2011年には30.1歳とついに30の大台に乗りました．ダウン症候群児の出産が，母親の年齢に伴って増えることはよく知られていますが，ダウン症候群以外の多くの先天性疾患でも同様の傾向がみられます．先天性心疾患も例外ではありません．高齢出産でも，先天性心疾患の発症リスクを少しでも減少させる手段はないのでしょうか？

b まず結論から

　マウスを使った実験で，高齢マウスで食事，運動などの様々な生活習慣を変化させて先天性心疾患の発症頻度を調べる実験が行われました．その結果，運動によって高齢マウスでの先天性心疾患の出産頻度が減少し，若年マウスと同程度となることが明らかとなりました．

c その根拠は？

　図1は，米国とスウェーデンにおける全平均に対する各出産年齢での先天性心疾患出産のオッズ比を示したものです[1]．米国では35歳以上，ス

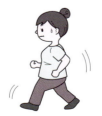

高齢出産を検討している女性は日頃のエクササイズや生活習慣の改善がポイントになるかも…

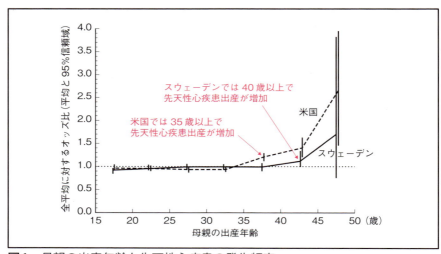

図1 母親の出産年齢と先天性心疾患の発生頻度

(文献1 Figure 1 より改変引用)

ウェーデンでは40歳以上の出産で先天性心疾患の発症頻度が増えていることがわかります．

　<u>高齢出産に伴うダウン症候群をはじめとする先天性疾患発症の機序として，子宮年齢が関係するのか，母胎年齢が関係するのか，が大きな論点となり続けています</u>．2015年Nature誌[2)]にて子宮移植実験という大胆な実験を用いてこの論点が直接的にアプローチされました．Nkx2.5は心臓の発生にかかわる心臓特異的転写因子です．その遺伝子異常は，ヒトの先天性心疾患発症と関連することが知られています．Nkx2.5のヘテロノックアウトマウス (一対の遺伝子のうち，片方のアレルのNkx2.5遺伝子だけつぶしてしまったマウス) を作製すると，若年母親マウスからでも約10%の頻度で心室中隔欠損症 (VSD) が発生します．このVSD発症マウスモデルを用いて，高齢マウスの子宮 (高齢子宮) を若年マウスに，若年マウスの子宮 (若年子宮) を高齢マウスに移植し，それぞれ「高齢子宮/若年母胎マウス」，「若年子宮/高齢母胎マウス」を作製し，VSDの発症頻度を検討しています．高齢子宮/若年母胎マウスではVSDの発症頻度は若年マウスと同程度の10%でしたが，若年子宮/高齢母胎マウスでは約20%となりました．これは，図1で米国では約45歳，スウェーデンでは外挿すると

15 高齢出産に伴う先天性心疾患リスクを減少させる女性のエクササイズ

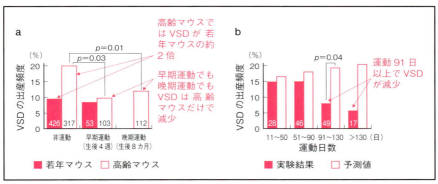

図2 高齢出産に伴うVSDと運動の関係
a：運動とVSD出産頻度
b：運動持続日数とVSD出産頻度

(文献2 Figure 4a, cより改変引用)

約55歳で先天性心疾患発症リスクが約2倍となっていることとよく一致しています．**この実験から，母胎年齢が先天性心疾患の発症に関係することが指摘されています．**

母親の糖尿病や肥満が先天性心疾患出産のリスクとなることがすでに知られていることから[3]，代謝に関係のある食事や運動などの生活習慣が先天性心疾患の発症頻度に影響を与えることが予想されます．「ピンチはチャンス」です．これらの生活習慣を改善することで高齢母胎からの先天性心疾患発症リスクを軽減できるのではないか，と考えることができます．

そこで，Nkx2.5ヘテロノックアウト高齢マウスで，高血糖と肥満を惹起する高脂肪食あるいは飼育ケージに回転かごを入れることで促す運動の影響が調べられています．すると，予想に反して高脂肪食はVSDの発症頻度にほとんど影響を与えませんでした．一方，運動は生後4週の早期開始運動でも生後8ヵ月の晩期開始運動でもVSDの発症頻度を約10％と若年マウスと同程度まで減少させています（**図2a**）．運動を続ける日数を変化させたところ，90日以内の運動では効果がみられていませんが，91日以上の運動ではVSDの発生頻度が10％以下と若年マウスより減少することがわかりました（**図2b**）．すなわち，一定期間以上の運動が必要ということになります．また，運動開始は一定期間以上を運動を持続できるのであれば遅すぎるということはないようです．

d 臨床ではこう捉える！

　図1では，米国では約45歳での出産，スウェーデンでは約55歳の出産で先天性心疾患発症頻度が約2倍に増えています．これらの年齢に達した妊娠可能女性は持続的に運動を行うことで先天性心疾患児出産のリスクが若年齢と同程度まで低下できる可能性が期待されます．ヒトで同じ効果が得られるかはまだわかっていません．また，90日以上というのがヒトではどの程度にあたるのかもわかりません．単純に寿命で換算すると，10年も運動しなくてはいけないことになってしまいます．それでも，運動することにデメリットがない限り，適度の運動を行うことを推奨すべきではないでしょうか？

　今回は検討されていませんが，若年出産の場合の運動の先天性心疾患リスクに及ぼす影響はどうなのでしょう？　図2bで，91日以上持続する運動でVSDの発症頻度が若年マウスの10％よりも低下していることから，若年出産であっても運動することで先天性心疾患児出産のリスクをある程度減らせる可能性があるのかもしれません．

ポイント

- ✓ 先天性心疾患も高齢出産に伴ってそのリスクが上昇し，50歳前後で約2倍となります．
- ✓ 高齢出産に伴う先天性心疾患リスクは，子宮年齢ではなく，母胎年齢が関係します．
- ✓ 動物実験レベルでは，一定期間以上続ける運動によって先天性心疾患発症リスクを低下させることが可能でした．

文　献

1) Pradat P, et al. The epidemiology of cardiovascular defects, part I：a study based on data from three large registries of congenital malformations. Pediatr. Cardiol. 2003；**24**：195-221.
2) Schulkey CE, et al. The maternal-age-associated risk of congenital heart disease is modifiable. Nature 2015；**520**：230-233.
3) Jenkins KJ, et al. Noninherited risk factors and congenital cardiovascular defects：current knowledge：a scientific statement from the American Heart Association Council on Cardiovascular Disease in the Young；endorsed by the American Academy of Pediatrics. Circulation 2007；**115**：2995-3014.

16 再生しないと思われていた心筋細胞も一定の割合で再生する

a こんなギモンがあります

　細胞周期は，DNA合成期のS期，分裂期のM期，および2つの間期G1期・G2期からなります．なんとなく，学生時代の授業で習ったことを思い出された読者の方もいるのではないでしょうか．ある種の細胞はこれらの細胞周期の軌道から外れて休止期のG0期となり，分裂・増殖することができなくなります．これを「最終分化 (terminal differentiation)」と呼びます．心筋細胞は，神経細胞などとともに細胞周期から外れて最終分化し，これ以上は分裂・増殖することのない細胞の代表と捉えられています．そのため，一度細胞が死ぬとそれを補充することができず，線維組織で置き換えられて組織が強直化する「梗塞」という名のつく病気，すなわち心筋梗塞・脳梗塞が生じます．本当に，心筋細胞は生後新しく生まれることはないのでしょうか？

b まず結論から

　<u>最近，大人になってからも心筋細胞がある程度分裂・増殖することを示すエビデンスが数多く得られています</u>．残念ながら，その程度は心筋梗塞で失われた心筋細胞を補うほどではありません．しかし，この増殖を促進することで心筋梗塞により失われる心機能を減少できないか，という心臓再生治療の研究が注目されています．

c その根拠は？

　心筋細胞が大人になってからもある程度分裂・増殖する根拠は，いくつかの研究から得られています．特に，この概念の引き金となった2つの研究を紹介します．

1）東西冷戦時代の核実験を利用して得られた根拠

　　冷戦時代には盛んに核実験が行われ，^{14}Cが大量に産生された時期がありました（1955〜1963年）．この^{14}Cは，大気中で$^{14}CO_2$となり植物に取り込まれ，さらにヒトや動物がこれを植物性食物として摂取するという食物連鎖に取り込まれました．炭素（C）はDNAの重要な構成元素であるので，増殖中の細胞のゲノムは細胞周期S期に^{14}Cを取り込みます．^{14}Cの半減期は5,730年と長いのでその減衰は無視することができ，「細胞のDNAの^{14}C＝細胞が誕生したときの大気中の^{14}C」と考えることができます．言い換えると，細胞のDNAの^{14}Cを測定することによって，その細胞が誕生した時期を知ることができるのです．

　　2009年Science誌に発表された論文[1]で，冷戦が始まった1955年以降（図1a）あるいは1955年以前（図1b）に生まれた人が亡くなったとき，その人たちの左室DNAの^{14}Cを測定する研究が行われました．赤線は，心筋細胞の分裂がないと仮定した場合の左室DNAの^{14}Cの推定値を示します．実測値（円印で表示）をこの推定値と比べると，1955年以降に生まれた人の左室DNAの^{14}Cは推定値通りになっています（図1a）．ところが，1955年以前に生まれた人では，左室DNAの^{14}C値は細胞分裂がないと仮定した場合の推定値よりも高い値を示しています（図1b）．これは，大気中の^{14}Cが高くなった1955年以降にも左室心筋細胞の一部が分裂・増殖を繰り返し，心筋細胞のDNAに^{14}Cを取り込んでいたことを意味しています．

2）がん患者での放射線治療を利用して得られた根拠

　　もうひとつのエビデンスは，放射線治療を行ったがん患者から得られたものです．ヨードデオキシウリジン（IdU）は増殖細胞のゲノムに取り込まれる性質を持っており，また放射線に感受性を持っています．そこで，がん患者に投与すると細胞分裂が盛んながん細胞に多く取り込まれ，放射線照射によってがん細胞を優先的に死滅させることができます．2010年Circulation Research誌に発表された論文[2]で，放射線治療を行った10〜104歳のがん患者8名が亡くなったとき，その心臓から組織切片を採取しIdUの取り込み量を測定しています．その結果，2.5〜46％の心筋細胞がIdUを取り込んでおり，1年間に平均約22％の心筋細胞がターンオーバーしていることが示されました．

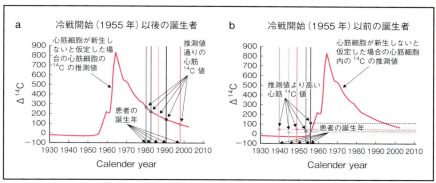

図1　左室DNAの^{14}Cから推定する心筋細胞の分裂
横軸：出生年，縦軸：左室DNAの^{14}C，赤線は心筋細胞が分裂しないと仮定して求めた推定値．円印は^{14}Cの実測値．

（文献1 Figure 1B, 1Cより改変引用）

臨床ではこう捉える！

　心筋細胞が増殖・分裂することが明らかとなったことで，臨床における治療がすぐに変わるかという残念ながらそのような夢みたいなことは起こらないでしょう．なぜなら，心筋梗塞で失われる100万〜10億個の細胞を補うほど心筋細胞は分裂しないからです．

　この心筋細胞が持つ分裂能を活かす方法として，2つの試みが行われています．ひとつは，心筋細胞の内因性の分裂能を増強する方法をみつけることです．増殖因子を用いた試みが行われており，最も有力と考えられているのが，neuregulin-1（NRG-1）と呼ばれる増殖因子です．ヒトリコンビナントNRG-1を用いた第Ⅰ相・第Ⅱ相臨床試験が行われました[3]．第Ⅱ相試験の結果，治療後12週で左室拡張末期圧（LVEDV）の有意な減少が観察されました（プラセボ群−0.15±6.79% vs. NRG-1群−8.08±8.79%，$p<0.05$）．

　もうひとつは，分裂する心筋細胞（これを「心筋幹細胞（cardiac stem cell：CSC）」あるいは「心筋前駆細胞」といいます）を単離し，これを*in vitro*で人工的に増殖させて心臓へ戻す方法です．細胞移植治療のひとつですね．CSCはこれまでに複数のタイプが同定されており，c-Kitと呼ばれる転写因子陽性のCSCや，心筋組織切片の培養から増えてくるいくつかの異なる細

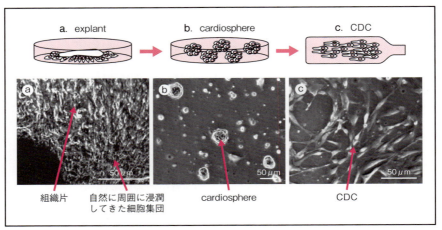

図2 cardiosphere と CDC

(文献5 Figure 1A より改変引用)

胞集団—これをcardiosphere由来細胞(cardiosphere-derived cell：CDC)と呼びます(図2)—を用いた臨床試験が行われています．c-Kit陽性CSCを用いた臨床試験はSCIPIOと呼ばれ[4]，治療8ヵ月後でプラセボ群に比べて細胞移植治療群でLVEF・梗塞容量・NYHA・ミネソタ心不全QOL質問票の有意な改善を認めています．CDCを用いた臨床試験はCADUCEUSと呼ばれ[5]，12ヵ月後の評価で6分間歩行距離・瘢痕容積・壁厚変化で有意な改善がみられています．

ポイント

- ✓ 心筋細胞は最終分化して分裂・増殖しない細胞と考えられていましたが，冷戦時代の核実験から得られた知見，放射線がん治療患者から得られた知見により，大人の心筋細胞も一定の割合で分裂・増殖することが明らかとなりました．
- ✓ 分裂する速度は，心筋梗塞で失われる100万〜10億個の心筋細胞を補うには十分ではありません．
- ✓ 心筋細胞の分裂能を利用した再生治療として，*in vivo*での心筋細胞の内因性の分裂能の増強を目指す増殖因子を用いた方法と，心筋幹細胞を*in vitro*で人工的に増殖後，心臓に戻す細胞移植治療が行われています．
- ✓ 増殖因子を用いた方法では，NRG-1を用いた治療が第Ⅱ相臨床試験まで進んでおり，一定の有効性が得られています．
- ✓ 細胞移植治療では，c-kit陽性CSCを用いたSCIPIOとCDCを用いたCADUCEUSという臨床試験が行われ，いずれにおいても一定の改善効果が認められています．

文献

1) Bergmann O, et al. Evidence for cardiomyocyte renewal in humans. Science 2009；**324**：98-102.
2) Kajsura J, et al. Cardiomyogenesis in the adult human heart. Circ. Res. 2010；**107**：305315.
3) Xin M, et al. Mending broken hearts：cardiac development as a basis for adult heart regeneration and repair. Nat. Rev. Mol. Cell. Biol. 2013；**14**：529-541.
4) Bolli R, et al. Cardiac stem cells in patients with ischemic cardiomyopathy (SCIPIO)：initial results of a randomized phase 1 trial. Lancet 2011；**378**：1847-1857.
5) Makkar RR, et al. Intracoronary cardiosphere-derived cells for heart regeneration after myocardial infarction (CADUCEUS)：a prospective, randomized phase 1 trial. Lancet 2012；**379**：895-904.

17 循環器医の必需品ループ利尿薬がダウン症候群の認知障害に有効

a こんなギモンがあります

ダウン症候群は，21番染色体のトリソミー（21トリソミー）が原因で700出産に1例の割合で生じる先天性疾患です．先天的に認知・記憶障害を生じる最も頻度の高い原因です．ダウン症候群の有効な治療法は今のところみつかっていません．根治できないまでも，何らかのダウン症候群の症状を軽減する方法はないのでしょうか？

b まず結論から

ダウン症候群モデルマウスを用いた研究で，心不全に一般的に使われるループ利尿薬ブメタニドが認知・記憶障害の改善に有効であることが明らかとなりました．これは，認知・記憶に関わる海馬の神経細胞でループ利尿薬のターゲットのNKCCというトランスポーターの発現が増加することが，ダウン症候群の認知障害の原因だからです．

c その根拠は？

神経には興奮性神経と抑制性神経があり，中枢神経系における抑制性神経の主要な神経伝達物質はGABAと呼ばれるアミノ酸です．GABA受容体は，GABAの受容体であるとともに塩素イオンチャネルでもあります．イオンチャネルは，開口すると濃度の高い方から低い方へイオンを運ぶ性質があります（**メモ参照**）．通常，神経細胞では細胞内の塩素イオン濃度が細胞外に比べて低いため，GABAがGABA受容体に結合し塩素イオンチャネルが開くと，塩素イオンは濃度勾配にしたがって細胞外から細胞内に流入します．これによって細胞内電位がマイナスに偏位し（＝過分極），興奮性が低下します．これが，GABA作動性神経が通常は抑制性神経となる理由です．

マウスの16番染色体（ヒトの21番染色体に相当）のトリソミーのTs65Dnマウスは，ダウン症候群のよいモデルとされています．2015年 Nature Medicine誌に発表された論文[1,2]では，同マウスで認知機能・記憶に関与する海馬錐体細胞から神経活動を記録しながらGABAを投与すると，驚いたことに野生型マウスと違って神経発火頻度が増加します．すなわち，ダウン症候群モデルマウスの海馬ではGABAは抑制性神経伝達物質ではなく興奮性神経伝達物質なのです．

　ダウン症候群マウスでGABAが興奮性神経伝達物質となったメカニズムとして，次のようなことがわかりました．海馬錐体細胞における細胞内塩素イオン濃度のコントロールは，細胞膜に存在するイオン輸送体「Na/K/Cl共輸送体（NKCC）」によって行われます．ダウン症候群モデルマウスでは，機序は不明ですが海馬錐体細胞におけるNKCCの発現が増加します．そのため，細胞内への塩素イオンの取り込みが増加し，細胞内の塩素イオン濃度が細胞外よりも高くなっています．そこで，GABA受容体にGABAが結合し塩素イオンチャネルが開くと，塩素は塩素イオン濃度勾配にしたがって細胞内から細胞外へ排出されます．これによって細胞内電位がプラス側に偏位（＝脱分極）するので，興奮性が上昇するのです（図1右上）．

　NKCCというと，読者のなかにはピンときた方もいらっしゃるのではないでしょうか．腎臓のヘンレの係蹄に存在するイオン輸送体です．このイオン輸送体を標的とする薬物はループ利尿薬と呼ばれ，うっ血性心不全などで循環器病棟では毎日のように使われる循環器医にとっては必需品です．そこで，NKCCが高発現することがダウン症候群の認知機能・記憶障害の原因であるならば，これをループ利尿薬で抑制することが治療効果をもたらせないか，と考えるのは自然な発想です．2015年 Nature Medicine誌の論文[1]で，ダウン症候群モデルマウスにループ利尿薬ブメタニドを投与し，認知機能・記憶を*in vivo*の行動実験で調べています．ダウン症候群マウスでは，認知機能・記憶が障害されていますが，ブメタニドを投与すると野生型マウスと同程度まで回復します．

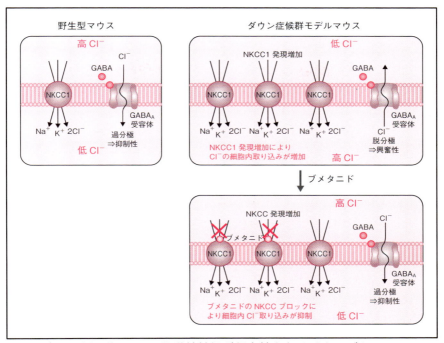

図1 ダウン症候群でGABA作動性神経が興奮性となるメカニズム
（文献1 Figure 1より改変引用）

メモ：イオン濃度勾配とイオン輸送タンパク質

　細胞膜は脂質二重層でできているので，水溶性のイオンを通すことはできません．細胞膜を介して，細胞内外でイオンを交換するために細胞膜のイオン輸送タンパク質が用いられています．イオン輸送タンパク質には，イオンチャネル・イオンポンプ・イオントランスポーターの3つがあります（**図2**）．イオンチャネルは濃度勾配にしたがって，濃度の高いほうから低いほうにエネルギーを使わずにイオンを運びます．イオンポンプは，ATP分解によって得られるエネルギーを使って，イオンを濃度の低いほうから高いほうに運びます．イオントランスポーターは，複数のイオンを運びますが，あるイオンは濃度勾配に従って濃度の高いほうから低いほうに運び，これとカップルして別のイオンを濃度勾配に逆らって濃度の低いほうから高いほうに運びます．

　GABA受容体はイオンチャネルなので，濃度の高いほうから低いほうに塩素イオンを運び，NKCCはnatrium/kalium/chloride co-transporterの頭文字をとった略語で，名前の通りトランスポーターです．塩素イオンは細胞外から細胞内に運ばれます．

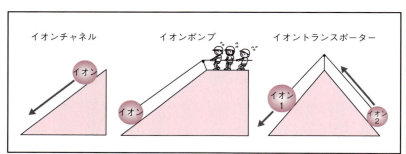

図2　イオン濃度勾配と3つのイオン輸送タンパク質

臨床ではこう捉える！

ある疾患に使われている薬物がまったく異なる疾患に有効であることがわかり，臨床で応用されることが最近増えてきています．これを，「drug repositioning」と呼んでいます．1から薬物を開発するとなると，構造展開，動物実験，ヒトでの安全性試験などに膨大な時間と費用がかかります．その点，drug repositioningでは，安全性などはすでに担保されているので臨床試験のフェーズⅡから開始すればよいことになり，時間とコストの大幅な削減につながります．今後の製薬業界のひとつのトレンドとなることでしょう．

ダウン症候群の約40％が先天性心疾患を合併することから，ダウン症候群罹患児を循環器医が診ることは珍しくありません．循環器医が使い慣れたループ利尿薬がダウン症候群罹患児の認知機能・記憶障害に有効であるならば，これは間違いなく朗報です．すでに臨床試験が計画されていると聞いていますので，早くその結果が出ることが待ち望まれます．

ポイント

- ダウン症候群では，認知機能・記憶に重要なGABA作動性の海馬錐体細胞が，抑制性神経でなく興奮性神経となっています．
- NKCCの発現が増加しており，海馬錐体細胞内の塩素濃度が上昇しているため，GABA受容体の塩素イオンチャネルが開くと塩素イオンが細胞外に流出し，細胞内電位がプラスに偏位するため，興奮性神経となるのです．
- NKCCの阻害薬ループ利尿薬を用いると，海馬錐体細胞内の塩素濃度が正常化し，ダウン症候群モデルマウスで認知機能・記憶が改善しました．

文献

1) Costa AC. Intracellular chloride accumulation：a possible mechanism for cognitive deficits in Down syndrome. Nat. Med. 2015；**21**：312-313.
2) Deidda G, et al. Reversing excitatory GABAAR signaling restores synaptic plasticity and memory in a mouse model of Down syndrome. Nat. Med. 2015；**21**：318-326.

18 CRTが有効な理由

a こんなギモンがあります

　心臓では，電気信号が心室の刺激伝導系ヒス-プルキンエ線維を通って心室全体に迅速に（約40 msecくらいの間に）拡がり心室が同期して収縮することが，効率的な血液の拍出にとって極めて重要です．心不全の約25％では，伝導障害のため左室における興奮伝搬の遅延がみられます．これが効率的な血液拍出を損ない，心機能低下に拍車をかけます．今世紀に入って，右室心尖部と冠静脈洞（**メモ参照**）を介して左室側壁にペーシング電極を挿入し，右室と左室の収縮をペースメーカにより同期させる治療法，「心臓再同期療法（cardiac re-synchronization therapy：CRT）」が導入されました．CRTの効果は予想以上で，イベント発生率を約20％，全死亡率を約10％改善させています．CRTはなぜこれほどまでに有効だったのでしょう？

b まず結論から

　2011年にScience Translational Medicine誌に掲載された論文[1]で，CRTの効果には交感神経β_2受容体が関与することが示されました．交感神経β_2受容体にはGタンパク質のうちβ受容体シグナルを活性化するG_Sと抑制するG_iが共役します．通常ではG_sとの共役が優勢ですが，心不全

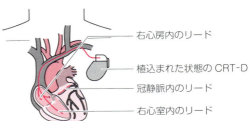

> **メモ：冠静脈洞はCRTを可能にした神の恵み**
>
> 血液は，動脈を通って組織に運ばれ，静脈を介して心臓に戻ってきます．何をそんなわかりきったことをいまさら，と思われた方も多いと思いますが，ちょっと聞いてください．心臓では，冠動脈が血液の運搬に使われていることは知らない人はいないと思いますが，心臓の静脈系はあまり知られていないのではないでしょうか？ 心臓の静脈系は，最終的に冠静脈洞に集まって下大静脈の左下で右房に流入します．この冠静脈洞は，昔左上大静脈だったものを流用したものです．心臓で最も多くの静脈血を生み出すのはもちろん左室です．大心静脈と呼ばれる太い静脈が，左室から冠静脈洞に合流します．一方，右室からは小心静脈と呼ばれる細い静脈が冠静脈洞に鋭角的に合流する場合と，直接右房に開口する場合とがあります．ペースメーカカテーテルは右房から挿入しますが，そこには冠静脈洞の入り口があります．冠静脈洞にカテーテルを挿入すると，太くて冠静脈洞と分枝角度が小さい左室につながる大心静脈へとカテーテルは自然と進んでいきます．冠静脈洞があればこそ可能となったCRTなのです．

ではG_iとの共役が優勢となり心機能を低下させてしまいます．CRTは，交感神経β_2受容体G_s優位性を回復させるために，心機能の改善をもたらします．

C その根拠は？

2011年のScience Translational Researchの論文は犬で行われた実験です[2]．心室興奮の非同期を模倣するために犬に左脚ブロックを作製し（非同期犬），この非同期犬と左脚ブロックを作製していないコントロール犬（同期犬）で心房から高頻度刺激（毎分200回）を行い，両犬に心不全を作製しています．非同期犬の一部では，途中から両心室ペーシングにスイッチし，心室興奮を同期（再同期犬）させています．コントロール犬，同期犬，非同期犬，再同期犬で様々な因子の比較を行ったところ，明らかに異なっていたのが交感神経アゴニストのイソプロテレノールに対する反応でした（図1）．非同期犬では，心不全作製後イソプロテレノールにより引き

18 CRTが有効な理由

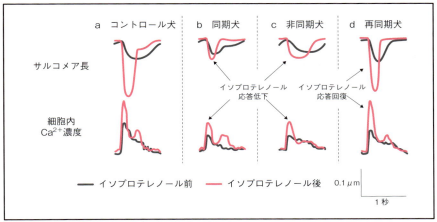

図1 イソプロテレノール応答の変化
ISO：イソプロテレノール

(論文1 Figure 1Bより改変引用)

起こされるサルコメア長の短縮（心筋収縮が反映されたもの）と細胞内Ca^{2+}濃度上昇が抑制されていますが（**図1b**），非同期→再同期を行った再同期犬では，心筋収縮増強と細胞内Ca^{2+}濃度上昇がコントロール犬と同程度まで回復しています（**図1d**）．

　少し細かくなってしまいますが，筆者らはCRTでイソプロテレノール応答が改善するメカニズムを検討しています．心臓に存在する交感神経β受容体は，主にβ_1受容体とβ_2受容体の2つです．β_1受容体は，Gタンパク質のうちG_sと共役しイソプロテレノールなどのアゴニスト刺激によりアデニル酸シクラーゼが活性化され，

> cAMP産生→PKA活性化→筋小胞体からのCa^{2+}放出増加
> →アクチン/ミオシン相互作用増強

の経路で収縮力を増強します．一方，β_2受容体はG_sともG_iとも共役しており，G_sはアデニル酸シクラーゼを活性化しますが，G_iはアデニル酸シクラーゼを抑制します．β_2受容体は通常はG_sとの共役が優勢，すなわちβ_1受容体とほぼ同じ挙動をしアゴニスト刺激により収縮力を増強します．ところが，心不全時にはG_iとの共役が優勢となり，アゴニスト刺激

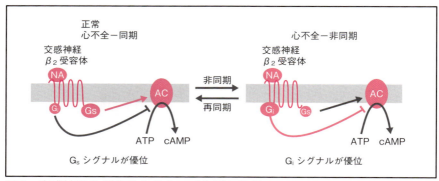

図2 交感神経β_2受容体とGタンパク質の共役

により収縮力を逆に抑制するようになります．心不全でも，心室を同期させるとβ_2受容体がG_s優位に戻り，心機能が改善します（図2）．

 臨床ではこう捉える！

　いろいろな因子をもとに，個々人に最適な治療法を選ぼうという考えが個別化医療（俗には「オーダーメイド医療」あるいは「テーラーメイド医療」ともいわれます）でしたね．ある治療に対するレスポンダーとノン・レスポンダーをあらかじめ層別化し，レスポンダーだけに治療を行うことは，個別化医療の重要なひとつの側面となります．なかでも，CRTは層別化が殊のほかうまくいっているケースではないでしょうか？ 心不全患者に無作為にCRTを行うと，その有効率は10％にも満ちません．ところが，体表面心電図のQRS幅というごく単純な目安を唯一の指標に層別化するだけで40％弱まで有効性を高めることができます．とはいえ，残りの60％強では無駄な治療を行っていることになります．心不全で心臓移植を行った人の心臓を使った検討で，CRTのレスポンダーとノン・レスポンダーを比較すると，心臓組織のβ_2受容体がG_s優位・G_i優位を比較することでCRTのレスポンダーとノン・レスポンダーを区別することができます．これをあらかじめ非侵襲的に測定する技術を開発することができれば，CRTの有効性をさらに上げることができるでしょう．

ポイント

- 不全心では，交感神経β受容体アゴニストのイソプロテレノールに対する応答（サルコメア長短縮と細胞内Ca^{2+}濃度増加）が障害されています．
- CRTを行った心臓では，イソプロテレノール応答性が改善します．
- 交感神経β_2受容体はG_s・G_iタンパク質と共役し，通常はG_sとの共役が優位ですが，不全心ではG_iとの共役が優位となります．再同期により，G_sとの共役が回復することが，CRTの有効性の基盤です．

文献

1) Chakir K, et al. G_{as}-based β2-adrenergic receptor signaling from restoring synchronous contraction in the failing heart. Sci. Transl. Med. 2011；3：100ra88.
2) Avula UMR, et al. Cell-selective arrhythmia ablation for photomodulation of heart rhythm. Sci. Transl. Med. 2015；7：311ra172.

19 CRTを利用した心疾患の「脱感作療法」

a こんなギモンがあります

「18. CRTが有効な理由」で，心不全の約25％に心室収縮の非同期が存在し，このような患者ではCRTにより心不全の予後が著明に改善することを説明しました．裏を返すと，約75％，つまり大多数の心不全患者がCRTの恩恵にあずかれないことになります．この75％の心不全患者では，手をこまねいているしか仕方がないのでしょうか？

b まず結論から

大動物の犬を使った実験で，せっかく同期状態にある不全心をペースメーカで一過性に非同期状態にすると，なんと同期状態に戻したとき心機能が著しく改善されていることが明らかとなりました．この一過性非同期ペーシングにより，75％のCRTの恩恵を受けられない患者でも心機能の改善が見込まれます．

c その根拠は？

「18. CRTが有効な理由」の図1で興味深い現象が観察されています．それは，最初から同期状態の犬でも高頻度ペーシングにより心不全を誘発するとイソプロテレノールに対する応答が減弱しており，しかも非同期の犬を再同期させたときよりもイソプロテレノールの応答性が低いことです（18. 図1b）．この観察が本当であれば，心不全患者を一過性に非同期状態にしたあとに同期させると心機能が改善するのではないか，すべての心不全患者がCRTの恩恵にあずかれるのではないか，という考えに思い至ります．筆者も2011年のScience Translational Medicineの論文[1]を読んだときそのような考えが頭の片隅をよぎりましたが，そんな都合のよい話はないだろうと思っていました．なぜなら，非同期状態をつくると心不全が

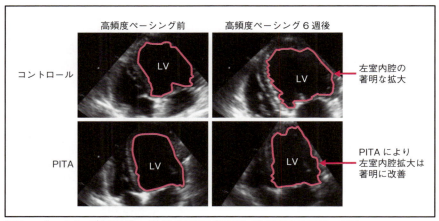

図1 ペーシング誘導性一過性非同期(PITA)がCRTを有効にする
(文献2 Figure 1Aより改変引用)

非代償性となるに違いないと思ったからです.

ところが,2011年のScience Translational Medicine誌の論文[1]と同じ研究室から,この可能性に直接的にアプローチした論文が2015年Science Translational Medicine誌に発表されました[2]. 常時非同期状態にすると心機能が増悪する懸念があるので,0時から6時の非活動帯の6時間だけ非同期ペーシングを行っています. ここら辺が,凡人の筆者と同論文の著者との違いであり,またおそらく2011年から4年もの長い歳月を要した理由も,この至適なペーシング条件をみつけるのに時間がかかったためではないかと推測されます. これを当該論文では「ペースメーカ誘導性一時的非同期(pacemaker-induced transient asynchrony:PITA)」と呼んでいます. その結果,驚くべきことにPITAによりCRTの効果が得られる可能性が示唆されています. 図1は,心エコー検査の結果を示しますが,高頻度ペーシングにより心不全を誘発するとコントロール犬では左室の著明な拡大を認めますが,PITAを行うと左室の拡大がほとんどみられていません. その他ここではお示ししませんが,左室駆出率などの様々な心筋パラメータのほとんどがPITAにより改善しています.

PITAが心機能を回復させるメカニズムは何でしょう? CRTと同様に交感神経アゴニスト,イソプロテレノールに対する応答性が回復していま

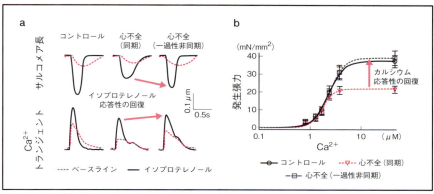

図2 PITAが心機能を回復するメカニズム
a：心筋収縮とCa²⁺トランジェントのイソプロテレノール応答性.
b：カルシウム感受性.

(文献2 Figure 2A, Figure 3A より改変引用)

す(**図2a**).当然,CRTと同様に交感神経β_2受容体におけるG_sとG_iのカップリングの変化が想定されますが,PITAではG_sとG_iのカップリングに変化はみられていません.PITAで改善されたのは,収縮タンパク質のカルシウム感受性でした.**図2b**では,カルシウム濃度を変化させたときの発生張力を示しますが,ずっと同期状態にある心不全では最大発生張力が半分近くまで低下していますが(**図2b赤点線**),一過性に非同期にした心不全ではこれがコントロールレベルまで回復しています(**図2b黒点線**).CRTとPITAではほぼ同じ介入を行っているのに,作用機序が異なっていたのはちょっと不思議です.

　<u>このように長時間続くと生体の破綻をきたす病的刺激でも,短時間だとかえって生体に有利に働くことはしばしばみられる現象です</u>.虚血プレコンディショニング(ischemic pre-conditioning)がその代表例でしょう.心筋梗塞を発症するときに,その前に短時間の虚血(狭心症)を繰り返していると,心筋梗塞の範囲が小さくて済むというものです.<u>「短時間＝生体に有利,長時間＝生体に不利」は普遍的な生体の応答なのかもしれません</u>.これは次のように考えることができるのではないでしょうか? 生体に有害な刺激が入るとこれを代償しようとする内因性の機転が働くために,短時間だと生体にとって有利となります.ところが刺激が長時間になると,

その有害作用の影響が内因性の代償機転を凌駕してしまい破綻をきたすという考えです．これは免疫系では，ワクチンや脱感作療法などとして常識となっています．心臓でも，この生体の代償機転をうまく引き出す「心臓脱感作療法」あるいは「心臓ワクチン療法」とでもいうべき治療方法が今後臨床現場で活用されてくるのではないでしょうか？

 臨床ではこう捉える！

　ペースメーカで一過性に非同期の状態をつくってから同期させるPITAでは，心臓がもともと同期状態のイヌでもCRTの有効性が得られます．ヒトでCRTを植込む場合，一時的に右室のみのペーシングを行い人為的に非同期状態にしてから，両室ペーシングで再同期させることはテクニカルには困難ではありません．また，心機能が低下するたびに繰り返し行うことも可能でしょう．これにより非同期心におけるCRTと同様の効果が得られれば，画期的です．その是非の解明には，今後臨床でエビデンスを蓄積する必要があります．

ポイント

- ✓ 同期状態の心不全のイヌをペースメーカにより一時的に非同期状態にし再び同期状態に戻すと，心機能が著しく改善します．
- ✓ その機序として，収縮タンパク質のカルシウム感受性が向上することが示されました．
- ✓ このように，長時間だと病気を引き起こす刺激も，短時間だと生体の自衛反応を引き起こすことから，疾患予防的に働くことがしばしばみられ，もしかしたら生体反応の一般的な現象なのかもしれません．

文献

1) Chakir K, et al. G_{as}-based β2-adrenergic receptor signaling from restoring synchronous contraction in the failing heart. Sci. Transl. Med. 2011；3：100ra88.
2) Kirk JA, et al. Pacemaker-induced transient asynchrony suppresses heart failure progression. Sci. Transl. Med. 2015；7：319ra207.

20 心不全のβブロッカーはなぜカルベジロール？

a こんなギモンがあります

　交感神経β受容体遮断薬（βブロッカー）は，筆者が医師国家試験を受けた1980年代半ばには心不全に対して投与禁忌とされていましたが，今では方針が180度転換して，最も重要な心不全治療薬のひとつになっています．本邦では10年間心不全に対して承認されているβブロッカーは，2002年に承認されたカルベジロール（アーチスト®）のみでしたが，2011年にビソプロロール（メインテート®）が承認され，2016年の時点ではこの2剤が心不全治療に用いるβブロッカーとなっています．今までにカルベジロールとビソプロロール，あるいは欧米では他の多くのβブロッカーが心不全での使用が承認されているので，カルベジロールとこれらのβブロッカーとの治療効果の比較が実施されています．その結果，ほとんどでカルベジロールが優位という結果になっています[1]．これはどうしてなのでしょう？

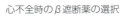

心不全時のβ遮断薬の選択

ビソプロロール
$β_1$受容体選択的
平滑筋の収縮が問題となる患者（気管支喘息や閉塞性動脈硬化症）の場合

カルベジロール
$β_1$受容体非選択的
平滑筋の収縮が問題とならない患者の場合

心不全時の不整脈死への予防効果大

b まず結論から

2011年 Nature Medicine 誌に掲載された論文[2]で，カルベジロールが心不全に伴う重症不整脈を，β遮断作用に加えて直接的にイオンチャネルをブロックすることで抑制することがわかりました．これが，カルベジロールが他のβブロッカーより良好な心不全管理結果をもたらした理由と考えられます．

c その根拠は？

心不全の死亡原因は，ポンプ不全死と不整脈死（突然死）が約半々を占めます．重症心不全（NYHA Ⅲ〜Ⅳ度，AHH/ACC ステージ分類C〜D）ではポンプ不全死が主体ですが，軽症心不全（NYHA Ⅰ〜Ⅱ度，AHH/ACC ステージ分類A〜B）ではむしろ不整脈死（突然死）が主体となります．心不全における不整脈には，細胞膜の活動電位（電気的興奮）を筋原線維の収縮に結び付ける仕組み，興奮-収縮連関（excitation-contraction coupling：EC coupling），が重要となります（**メモ参照**）．

メモ：興奮−収縮連関

細かくなって申し訳ありませんが，心不全の不整脈が発現する機構を知るためには避けて通れないので，Ca^{2+}動態を少し勉強しましょう．

心筋細胞に限らず筋細胞の収縮にはCa^{2+}イオンが使われます．心筋細胞では，細胞膜での電気的な興奮（活動電位発生）に伴い電位依存性Ca^{2+}チャネルが開いて，細胞外から細胞内にCa^{2+}が流入します．ただし，細胞外から流入するCa^{2+}だけでは心筋細胞が収縮するためには十分ではなく，細胞内のCa^{2+}濃度上昇を約10倍程度増幅する仕組みが必要です．この増幅は，細胞内のCa^{2+}貯蔵庫である筋小胞体を利用して行われます．筋小胞体へのCa^{2+}の入り口は「筋小胞体Ca^{2+}ポンプ（SERCA）」，出口は「リアノジン受容体チャネル」です．リアノジン受容体チャネルに電位依存性Ca^{2+}チャネルを介して流入したCa^{2+}が結合するとリアノジン受容体チャネルが開口して，大量に細胞質内にCa^{2+}が出ていきます．これを「Ca^{2+}誘発Ca^{2+}放出（Ca^{2+}-induced Ca^{2+} release：CICR）」と呼びます．CICRによって細胞質に大量に放出されたCa^{2+}が収縮タンパク質のアクチンとミオシンの相互作用を引き起こして，心筋細胞の収縮が惹起されるのです（図1）．この仕組みは，電気的興奮を物理的収縮に結びつけることから，「興奮−収縮連関（excitation-contraction coupling：EC coupling）」と呼ばれます．

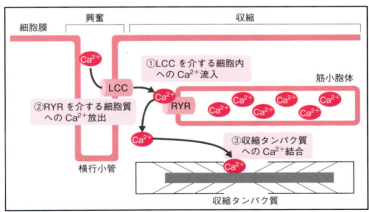

図1　興奮−収縮連関
LCC：L型カルシウムチャネル，RYR：リアノジン受容体

心不全のときは，心機能を改善しようとする生体の適応現象によってこの興奮－収縮連関の特性が変化します．この特性の変化が，不整脈発生の鍵を握ります．心不全のときに，興奮－収縮連関がどのように変化するのかは，**メモ**で説明します．

> ### メモ：心不全に伴う興奮－収縮連関の変調
>
> 　心不全病態になると，この興奮－収縮連関にどのような変化が起こるのでしょう？　低下した心臓収縮・血圧を補うために，生体内では主に2つの代償機転が働きます．「交感神経系」と「レニン・アンジオテンシン・アルドステロン系（RAA系）」の活性化です．交感神経系の活性化は，心筋細胞では主にβ受容体を介してサイクリックAMPを産生し，サイクリックAMPがサイクリックAMP依存性タンパク質キナーゼ（PKA）を活性化します．PKAはタンパク質キナーゼという名前からわかるようにタンパク質にリン酸基を付加する（リン酸化する）酵素です．PKAには多くの標的があり，興奮－収縮連関にかかわる分子も複数含まれます．そのひとつがリアノジン受容体チャネルです．リン酸化されたリアノジン受容体チャネルはCa^{2+}に対する感受性が上昇し，少しのCa^{2+}の結合でチャネルが開口できるようになります．これは，収縮力を増やすための工夫ですが，これが行き過ぎると静止状態で細胞質にある低濃度のCa^{2+}によってもリアノジン受容体が開口するようになります．しかも，この場合の開口は時間が短く，興奮－収縮連関のときのように大量のCa^{2+}を放出することはできません．したがって，心筋細胞の収縮までは起こりません．このような静止状態で起こる少量のCa^{2+}放出のことを，「Ca^{2+}リーク」と呼んでいます．
>
> 　一方，RAA系の活性化では，アンジオテンシンIIが心筋細胞の1型アンジオテンシンII受容体（AT_1受容体）を介してカルモデュリンを活性化し，カルモデュリンが引き続きカルモデュリン依存性キナーゼII（CAMK II）を活性化します．CAMK IIもリアノジン受容体チャネルをリン酸化し，Ca^{2+}リークを引き起こします．
>
> 　すなわち生体が持つ心不全に対する2つの代償機構は，行き過ぎるといずれも筋小胞体からのCa^{2+}リークを引き起こす原因となってしまうのです．

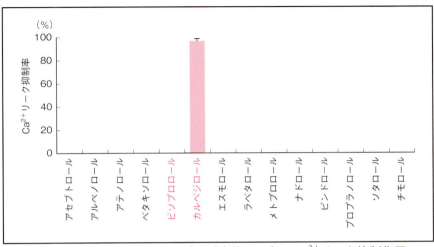

図2 各種βブロッカーのリアノジン受容体チャネルCa^{2+}リーク抑制作用
(文献2 Figure 1aより改変引用)

<u>心不全時には，筋小胞体のリアノジン受容体から拡張期にも少量のCa^{2+}が放出される「Ca^{2+}リークが」起こり，このCa^{2+}リークが心不全時の不整脈の誘因となります</u>(メモ参照)．リアノジン受容体チャネルには，カテコラミン誘発性多形性心室頻拍などの遺伝性不整脈疾患でCa^{2+}リークを起こしやすくする変異体が複数みつかっています．2011年Nature Medicineの論文[2]では，この変異体を利用して，様々なβブロッカーがCa^{2+}リークを抑制するか否か，またその抑制効率はどのくらいかが調べられています．すると，カルベジロールだけがリアノジン受容体からのCa^{2+}リークを直接抑制することがわかりました(図2)．βブロッカーは，サイクリックAMP産生を抑制しリアノジン受容体チャネルのリン酸化を抑制するので，すべてのβブロッカーに心不全時の不整脈を抑制する作用が一定程度あります．カルベジロールは，これに加えてリアノジン受容体チャネルのCa^{2+}リークを直接的に抑制する作用があることから，心不全時の不整脈を二重のメカニズムで強力に抑制することができるのです．

メモ：Ca²⁺リークと遅延後脱分極，トリガード・アクティビティ

Ca^{2+}リークは，どのようにして不整脈発生に結びつくのでしょう？ 細胞内から細胞外にCa^{2+}を放出するシステムとしては，3個のNa^+と1個のCa^{2+}を交換するNa^+-Ca^{2+}交換体（NCX）が主に使われます．リアノジン受容体チャネルのCa^{2+}リークによって細胞質に放出されたCa^{2+}は，NCXを刺激して1個のCa^{2+}の細胞外放出と3個のNa^+の細胞内取り込みをもたらします．細胞外に2つの＋電荷を放出し細胞内に3つの＋電荷を取り込むので，ネットでは1つの＋電荷を細胞内に取り込むことになり弱い脱分極を引き起こします（**図3**）．これが遅延後脱分極（delayed-after-depolarization：DAD）と呼ばれるものです．DADが十分大きく活動電位を発生すると，「トリガード・アクティビティ（triggered activity）」と呼ばれる不整脈を引き起こします．

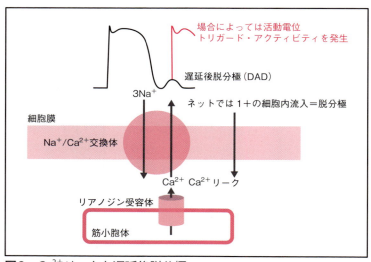

図3　Ca^{2+}リークと遅延後脱分極

臨床ではこう捉える！

　前述したように，心不全で本邦で保険適用が取れているβブロッカーは，2016年時点ではカルベジロールとビソプロロールの2つだけです．上記の結果を踏まえると，ビソプロロールを選択するメリットはあまりないように思われるかもしれません．実はそんなことはなく，カルベジロールとビソプロロールはそれぞれが強みを発揮するケースがあります．

　処方するβブロッカーのタイプは，多くの要素を考慮して選択します．そのひとつが「β_1受容体選択性 vs. 非選択性」の問題です．ビソプロロールはβ_1受容体選択的であるのに対して，カルベジロールはβ_1受容体非選択的です．β_2受容体は平滑筋に存在し，その刺激は平滑筋を拡張させる作用を持っています．したがって，β_2受容体をブロックすると，この平滑筋拡張作用が阻害されるために平滑筋の収縮が起こりやすくなります．平滑筋の収縮が問題となる気管支喘息がある人，閉塞性動脈硬化症がある人では，病態を悪化させてしまう可能性があります．また，カルベジロールはβ受容体だけではなく交感神経のα受容体もブロックする作用を持っています．そのため血圧降下作用を強く持っています．したがって，心不全時のβブロッカーの選択において，血圧の高い患者ではカルベジロール，血圧の低い患者ではビソプロロールを選択します．また，気管支喘息や閉塞性動脈硬化症のように平滑筋の収縮が問題となりβ_1受容体選択的なβブロッカーが必要な患者ではビソプロロールを選択します．

ポイント

- ✓ 心不全の死亡原因の約50％が不整脈死です．カルベジロールはこの不整脈死に対する予防効果が強力です．
- ✓ 心不全時には代償機転として，交感神経系とRAA系が活性化されます．交感神経下流シグナルのPKA，RAA系下流シグナルのCaMKⅡによりリン酸化されたリアノジン受容体チャネルからはCa^{2+}リークが起こり，これが心不全時の不整脈発現の原因となります．
- ✓ βブロッカーはすべて，PKAによるリアノジン受容体チャネルのリン酸化を抑制するので，心不全時の不整脈を一定程度予防することができます．
- ✓ カルベジロールは，これに加えてリン酸化されたリアノジン受容体チャネルに直接作用してCa^{2+}リークを抑制する働きがあります．このため，カルベジロールは二重のメカニズムで強力に心不全時の不整脈を予防します．

文　献

1) Poole-Wilson PA, et al. Comparison of carvedilol and metoprolol on clinical outcomes in patients with chronic heart failure in the Carvedilol Or Metoprolol European Trial (COMET)：randomized controlled trial. Lancet 2003；**362**：7-13.
2) Zhou Q, et al. Carvedilol and its new analogs suppress arrhythmogenic store overload-induced Ca^{2+} release. Nat. Med. 2013；**56**：8626-8655.

21-1 心房細動は脊椎動物が陸上化することで生じた不整脈

a こんなギモンがあります

心房細動は，以前はその名前が示すように心房から起こるものとして疑いを持たれていませんでした．ところが，1998年のHaïssaguerre博士の論文[1]でこの考えが大きく変わりました．当該論文では，心房細動患者にカテーテルを挿入し心房細動を電気的に停止し，心房細動が再度起こる場所を検討しています．その結果，なんと心房細動のほとんどが肺静脈から起こっていたのです．まさにパラダイムシフトです．これによって，心房細動はその後，カテーテルによる肺静脈隔離術が確立しました．心房細動が肺静脈から起こることは，どのように捉えたらいいのでしょうか？

b まず結論から

肺静脈は，脊椎動物が陸生化する際に心臓と肺をつなぐために発生した組織の一部です．この組織が新たに発生するときに，心筋細胞が肺静脈に局在する「肺静脈心筋スリーブ（pulmonary vein myocardial sleeve）」がで

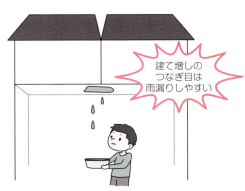

心臓は建て増ししていった家のよう

き，これが心房細動の起源となる異常自動能のもととなっています．このように，新しく加わった領域と以前からある領域のつなぎ目が疾患の原因となることはしばしばみられる現象です．

C その根拠は？

1) 心臓の進化発生と肺静脈

脊椎動物の進化発生の順番は，

魚類 ⇒ 両生類 ⇒ 爬虫類 ⇒ 哺乳類

です．これとともに，様々な器官が進化発生を遂げました．なかでも大きな変化が起きたのが，硬骨魚類⇒両生類の生物が陸生化するステップです．魚類が海水中にいるときは，周りにナトリウム塩が豊富にあるので，ナトリウム塩をいかに排泄するかが腎臓の大きな役目でしたが，陸生化するとナトリウム塩を保持して，重力に逆って血圧を維持することが大きな役目となりました．また，鰓呼吸から肺呼吸に変わるとともに体循環と肺循環を分けるために，心臓が1心房1心室から2心房2心室となりました．このとき，腎臓は以前の腎臓「中腎」を退化させて新たな腎臓「後腎」を獲得しました．すなわち，「建て替え型（scrap-and-build型）」の進化発生を遂げています．

一方，心臓はいわば「建て増し型（add-on型）」の進化発生を遂げています．魚類の心臓は，第1心臓領域と呼ばれる中胚葉領域からできており，1心房1心室から構成されます．両生類が陸生化すると，魚類では内胚葉由来の浮き袋として使っていた臓器に血管が侵入し，これを酸素と2酸化炭素を交換する肺として使うようになりました．これとともに，内胚葉由来の肺と中胚葉由来の心臓を繋ぐ必要が生じ，第2心臓領域と呼ばれる領域が急速に発達し，心房の一部（「3. いったい何か？ カルペリチドの心保護作用 メモ：ナトリウム利尿ペプチド」参照），右室流出路，肺動脈，肺静脈などを発生させました（**図1**）．このように，以前からある部分と新しく加わった部分のつなぎ目は不具合が起きやすいものです．建物に例えると，建て増しした部分のつなぎ目から雨漏りがすることはしばしば起こることです．心臓でも，先天性心疾患の2/3は新たに付け加わった部分から生じることが知られています．ブルガダ症候群・不整脈原性右室心筋症な

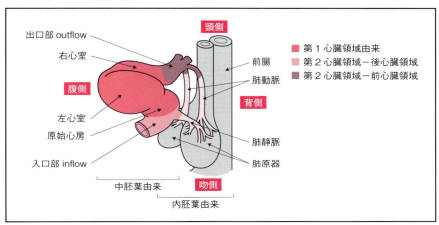

図1 心臓と肺をつなぐ第2心臓領域

(文献3 Figure 4nより改変引用)

どの先天性不整脈疾患も右室流出路という新たに加わった部分から発生するといわれています．心房細動も同様に考えることができるでしょう．陸生化に伴って発達した第2心臓領域由来の肺静脈で心房と肺血管のハイブリッドの組織ができ，これが肺静脈に心筋スリーブという組織を形成することになります．肺循環をするために新しく備わった領域が，心房細動の素因となったと考えることができます．

2）遺伝子からみた心房細動と肺静脈心筋スリーブ

コモン疾患の遺伝的リスクを調べるために，GWASと呼ばれる研究手法がとられていることは「8．思いがけないお酒と心筋梗塞の関係」で説明しました．心房細動でもGWASが数多く行われ，そのいずれでも遺伝子座4q25（4番染色体の長腕の25番地）が心房細動発症と圧倒的に強く関連していました[2]．4q25の最も近傍の遺伝子は*pitx2*と呼ばれる転写因子です．最も近傍とはいえ，4q25が*pitx2*遺伝子を制御しているという証拠は実はまだありませんが，ここでは多くの論文がそうしているように4q25が*pitx2*遺伝子と関係していることを前提に説明を進めていきます．

1）で，肺静脈は肺と心臓をつなぐために発達した第2心臓領域からできることを説明しました．第2心臓領域にWnt2，Gli1，Islet1というマー

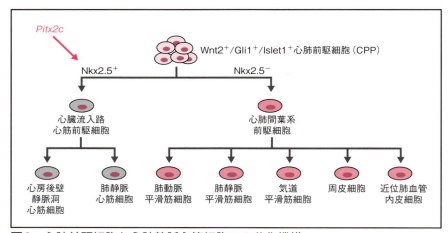

図2 心肺前駆細胞から肺静脈心筋細胞への分化機構

（文献3 Figure 3hより改変引用）

カーを発現する細胞集団，心肺前駆細胞（cardiac-pulmonary progenitor：CPP）が出現します．CPPに心臓の最も重要な転写因子Nkx2.5が発現すると肺静脈心筋スリーブなどの心筋細胞となり，Nkx2.5が発現しないと肺静脈の平滑筋細胞・内皮細胞などになります（**図2**）[3]．このNkx2.5の発現を制御している転写因子がPitx2です[4]．つまり，遺伝的にも心臓と肺を繋ぐ肺静脈の心筋細胞の分化に関与する転写因子Pitx2が圧倒的に強いリスク因子であるのです．

 臨床ではこう捉える！

心房細動の治療には，リズムコントロールとレートコントロールの2つがあります．リズムコントロールは，心房細動自身が起きることを抑制しようという方法で，レートコントロールは心房細動を防ぐことはあきらめて，2つの最も深刻な合併症，すなわち高頻拍となることにより惹起される心不全と，心原性脳塞栓により引き起こされる脳梗塞，を予防しようというものです．リズムコントロールには，薬物による内科的治療，カテーテルアブレーション，手術があります．このうち，内科的治療の有効性は約25％程度とされています．有効な治療薬としては，少なくとも50％以

上の応答性が必要と考えられる現代で25％というのはあまりに低い数値です．その原因として，今までの抗不整脈薬が心室筋に発現するイオンチャネルを標的とするものだったことがあげられます．そこで，製薬会社では心房筋に発現するイオンチャネルを標的とする抗不整脈薬の開発が精力的に行われています．ところが，上記で説明したように心房細動の大部分が肺静脈心筋から発生するのに対して，肺静脈心筋に発現するイオンチャネルを標的とする抗不整脈薬薬の開発がまったく行われていません．肺静脈心筋細胞に発現するイオンチャネルを標的とする抗不整脈薬が開発されるまでは薬物によるリズムコントロールに大きな期待を寄せることは難しいのかもしれません．裏を返すと，これが開発されたあかつきには，心房細動の治療法が大きく変わる可能性が期待されます．

ポイント

- ✓ 心房細動の大部分が，肺静脈に存在する心筋スリーブから生じる異常自動能をトリガーとします．
- ✓ 肺静脈は，脊椎動物が陸生化するとき，心臓と肺をつなぐために発達した第2心臓領域に由来します．
- ✓ 第2心臓領域に存在するCPPに心臓の転写因子のなかで最も重要なひとつであるNkx2.5が発現すると，肺静脈心筋細胞となります．
- ✓ CPPにおけるNkx2.5発現を制御する転写因子Pitx2は，心房細動のGWASで同定された心房細動感受性SNPのなかで圧倒的に心房細動発症との関連が高かった遺伝子座4q25に最も近い遺伝子です．
- ✓ 以上から，心房細動は生物の陸生化に伴う心血管系の進化発生のトレードオフとして生じた不整脈と解釈することができます．

文献

1) Naïssaguerre M, et al. Spontaneous initiation of atrial fibrillation by ectopic beats originating in the pulmonary veins. N. Engl. J. Med. 1998；**339**：659-666.
2) Ellinor PT, et al. Meta-analysis identifies six new susceptibility loci for atrial fibrillation. Nat. Genet. 2012；**44**：670-675.
3) Peng T, et al. Coordination of heart and lung co-development by a multipotent cardiopulmonary progenitor. Nature 2013；**500**：589-592.
4) Mommersteeg MT, et al. Pitx2c and Nkx2-5 are required for the function and identity of the pulmonary myocardium. Circ. Res. 2007；**101**：902-909.

22-2 スタチンの次のブロックバスター候補, PCSK9介入薬

a こんなギモンがあります

 「世界で最も多くの人を救った薬は何?」と聞かれたら,おそらくペニシリンではないでしょうか? ペニシリンは,皆さんご存知のように1928年フレミングがアオカビから発見しました.たった100年ほど前は,細菌に感染するとこれに対する対抗手段がなく,死ぬか自己免疫能で切り抜けるか(まさしく「dead or alive」です),のどちらかだったのです.ところが,ペニシリンの発見により細菌感染症の治療が可能となり,まず第2次世界大戦で多くの人の命が救われました.このペニシリンになぞらえて,スタチンは「動脈硬化のペニシリン」と呼ばれるほど動脈硬化予防では画期的な成果をあげています.それでは,スタチンさえあればコレステロール低下薬は十分なのでしょうか? すべての人でスタチンがあればことが足りるのでしょうか?

b まず結論から

 スタチンだけではLDLコレステロールをなかなかコントロールできない人も多くいます.特に,冠動脈疾患患者や糖尿病患者などのいわゆるハイリスク患者でその傾向が強く,100 mg/dL以下の達成率は約50%,さらに厳密な目標値とされる70 mg/dL以下の達成率はわずか30%といわれています.また,「14.コレステロール合成の脇道がもたらすスタチンの抗酸化作用と横紋筋融解症」で説明したように副作用でスタチンを使えない人も少なくありません.そのため,スタチンに代わる,あるいはスタチンと併用できる新たなコレステロール低下薬はいまだに製薬業界のunmet needとされています.一時,CETP阻害薬に大きな期待が寄せられたことは「5. HDLコレステロールはすべてが善玉というわけではない」で説明しましたが,残念ながら心血管イベントの軽減につながりませんでした.これに代わって2016年時点で期待されているのが,PCSK9 （proprotein convertase sibtilisin/kexin type 9）に介入する薬物です．

C　その根拠は？

　PCSK9というと，「それ何っ？」という人がほとんどかと思います．かくいう筆者も最近までそうでした．PCSK9が注目された経緯から説明しましょう．これには2つの経緯があります．ひとつは低LDL血症を示し，冠動脈疾患の発症が極めて低い家族があり，大きな注目を集めたことです．その家系の遺伝子解析を行ったところ，PCSK9という聞きなれない遺伝子の機能が障害されるloss-of-function変異が同定されました．もうひとつは，スタチン効果と遺伝情報の関連を研究するファーマコジェノミクスの研究から注目が集まりました．PCSK9の機能喪失遺伝子多型ではスタチンによるLDLコレステロール低下が大きく，PCSK9の機能獲得遺伝子多型ではLDLコレステロール低下が小さいという結果が得られました．そこで，PCSK9という名前が一部の研究者の間で注目されるようになり，その作用が再評価されました．

　PCSK9の機能を学ぶ前に，スタチンがなぜLDLコレステロールを下げるのか考えてみましょう．「そんなの知っているよ，コレステロールの合成を阻害するんでしょ！」という人も多いと思いますが，これは部分的にしか正しくありません．スタチンは，コレステロール合成経路の律速段階のHMG-CoAをメバロン酸に変換する酵素HMG-CoAレダクターゼのブロッカーです．このことから，「コレステロールの合成が減るためにLDLコレステロールの前駆体VLDLコレステロールの肝臓からの分泌が減るのだろう」というのが多くの人の考え方です．前半は正解ですが，後半は残念ながら不正解です．実は，肝臓へのLDLコレステロール取り込みを増やすことに主因があるのです．肝細胞内でコレステロールが低下すると，肝細胞がコレステロール不足という緊急事態に対してSOSシグナルとしてSREBP（sterol responsive element binding protein）を増加させます．SREBPは，SRE（sterol responsive element）を持つ遺伝子の転写を活性化します．その代表がLDL受容体遺伝子です．これによって，肝細胞のLDL受容体が増え，肝細胞へのLDLコレステロールの取り込みが増えることがスタチンによる血中LDLコレステロール低下作用のメカニズムなのです（図1）．「直接的にせよ，間接的にせよ，肝細胞

22 スタチンの次のブロックバスター候補，PCSK9介入薬

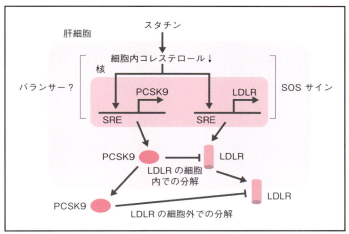

図1　スタチン効果に対するPCSK9の作用
LDLR：LDL受容体

でコレステロール合成が阻害されることが原因なので，細かいことはどうでもいいよ．」と考える臨床家の方も多いかと思います．確かに，スタチン作用を考えるうえではそれで十分かもしれません．しかし，スタチンでことが足りない患者への対応を考える場合には，これだけでは不十分となるのです．

　SOSシグナルであるSREBPによって転写が活性化される遺伝子はLDL受容体だけなのでしょうか？　そんなことはありません．PCSK9遺伝子も転写活性化されます．前置きが長くなってしまいましたが，ここでPCSK9の作用は何かみてみましょう．これは，LDL受容体を分解する作用です．**コレステロールが低下しSOSシグナルとしてSREBPが増えると，LDL受容体とそれを分解するPCSK9という相反する2つのタンパク質が活性化されるのです．一見無駄なことをしているように思えますよね．でも，これはLDLコレステロール取り込みの微調整をするのに必要なのです**（図1）．このような微調整は多くのシステムで利用されています．たとえば，トロンボポエチンにより血小板が増加しますが，そのブレーキとしてHDLのコレステロール引き抜きとカップルする経路がありましたね（「14. コレステロール合成の脇道がもたらすスタチンの抗酸化作用と横紋筋融解症」参照）．また，AngⅡによるAT$_1$受容体シグナルに対

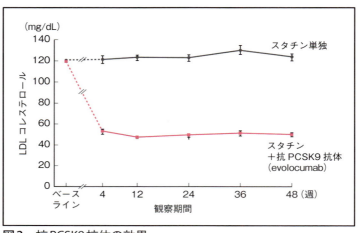

図2 抗PCSK9抗体の効果

(文献1 Figure 1より改変引用)

して，AT_2受容体の活性化はこれに拮抗します．もしかすると，ブレーキ経路はほとんどのシグナルに存在する普遍的なシステムなのかもしれません．ところで，スタチンを服用することで肝細胞内コレステロール合成が低下したとき，遺伝子転写活性化がLDL受容体＞PCSK9の人ではLDLコレステロールが大きく低下し，LDL受容体＜PCSK9の人ではLDLコレステロール低下が不十分となると考えられます．すなわち，PCSK9を抑えることによりスタチン作用を増強できることが期待されます．

そこで，PCSK9の作用を抑える抗PCSK9抗体(evolocumab)[1]あるいはsiRNA[2]が開発されました．OSLERと呼ばれる抗PCSK9抗体を使ったフェーズⅢ試験で[1]，スタチン単独ではLDLレベルの低下がボーダーラインであった患者で(120 mg/dL超)，プラセボと抗PCSK9抗体の比較を行っています(**図2**)．プラセボではほとんどLDLコレステロールレベルに改善はみられませんでしたが(**図2黒**)，抗PCSK抗体を投与するとLDLレベルが50 mg/dL程度と1/2以下に低下しています(**図2赤**)．これによって，LDLコレステロール値の厳密なコントロール基準である70 mg/dL以下も見事にクリアされています．

さらに，CETP阻害薬を使ったILLUSTRATE研究(「5. HDLコレステロールはすべてが善玉というわけではない」参照)と違って，心血管イベ

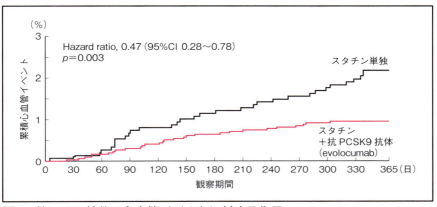

図3 抗PCSK9抗体の心血管イベントに対する作用

(文献1 Figure 2 より改変引用)

ントも有意に減少させました(**図3**).

d 臨床ではこう捉える！

PCSK9の効果が，LDL受容体の分解の抑制であり，スタチンの作用が肝臓でのLDL受容体の発現を増やすことであることから，PCSK9が特に有効と考えられるのは次の2つの場合ではないでしょうか？：

✓ スタチンで副作用がある人に，低用量スタチン＋PCSK9介入薬を用いること；
✓ スタチン効果が不十分の人で，PCSK9介入薬を併用すること

実際の臨床試験でもそのような結果が観察されています．ただし，今のところ利用可能なPCSK9介入薬は抗体医薬品だけです[1]．抗体医薬品はコストが高額であることから，一般に普及するまでは至らないと思われます．PCSK9に対する核酸医薬品も開発されていますが[1]，これでもコスト削減は限定的です．製薬会社ではPCSK9作用を抑制する低分子化合物の探索を精力的に行っており，これが使用可能となるまでは，一般臨床でPCSK9介入薬が普及することは難しいように思います．

ポイント

✓ PCSK9は，LDL受容体を分解することで，血中LDLコレステロールレベルの上昇をもたらします．

✓ スタチンを投与し肝細胞内のコレステロールレベルが低下すると，LDL受容体とこれを分解するPCSK9の相反する作用を持つ遺伝子の転写が活性化されます．PCSK9の活性化はスタチン作用を微調整する作用と考えられています．

✓ スタチンの効果の強弱は，LDL受容体とPCSK9の転写活性化のどちらが優勢であるかによって決まってきます．LDL受容体のほうが優勢であればスタチン効果は強く，PCSK9のほうが優勢であればスタチン効果は弱くなります．

✓ PCSK9介入薬として，2016年時点で抗PCSK9抗体の臨床試験フェーズⅢが行われています．スタチンでLDL低下作用が不十分な人に抗PCSK9抗体を併用すると，著明なLDL低下作用が認められました．

文献

1) Sabatine MS, et al. Efficacy and safety of evolocumab in reducing lipids and cardiovascular events. N. Engl. J. Med. 2015；**372**：1500-1509.
2) Fitzgerald K, et al. Effect of an RNA interference drug on the synthesis of proprotein convertase subtilisin/kexin type 9 (PCSK9) and the concentration of serum LDL cholesterol in healthy volunteers：a randomized, single-blind, placebo-controlled, phase 1 trial. Lancet 2014；**383**：60-68.

23 ストレスと心筋梗塞の興味深い関係
―ICU勤務・W杯観戦も心筋梗塞発症リスク

a こんなギモンがあります

　ストレスが心筋梗塞の誘因となることは疑いのないところでしょう．親子喧嘩をしているときに，父親が心臓発作を起こした，などのエピソードはしばしば耳にするところです．ところで，医師にとってICU勤務はかなりのストレスになります．また，サッカーのW杯で応援するチームがチャンスやピンチの場面で手に汗を握っていたり，試合を観終わったらぐったり疲れている，なんてことはしばしば経験することですが，これもストレスの一種に違いありません．ICU勤務やW杯観戦も心筋梗塞のリスクになるのでしょうか？　もしなるのだとしたら，ストレスが心筋梗塞の誘因となるメカニズムはどうなっているのでしょう？

b まず結論から

　最近の基礎および臨床研究で，ICU勤務やW杯観戦などによるストレスが心筋梗塞の誘因となることが示されました．これは，交感神経刺激が骨髄からの白血球の動員をもたらし，動脈硬化巣で白血球が増加し，炎症を引き起こすためです．

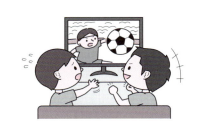

手に汗握るW杯観戦…実はストレスになっている

なんと，心筋梗塞の誘因に！？

C　その根拠は？

1）ICU 勤務と心筋梗塞の関係

　　マサチューセッツ総合病院（MGH）に勤務する29名のレジデントに対して，ICU勤務中とICU勤務時間外でストレスの程度（ストレススコア）と血中の白血球数の測定を行った研究が2014年Nature Medicine誌に発表されました[1]．ICU勤務中，ストレススコアが上がることは容易に予想できます．緊急時の対応の遅れ，判断の間違いが患者の生命を脅かすICU勤務はどう考えてもものすごいストレスです．興味深いのは，ICU勤務により一過性に白血球数が増加したことです．また，マウスで慢性ストレスを加えるとICU勤務レジデント同様末梢血中の白血球数が増加します．動脈硬化モデルマウス apoE$^{-/-}$ マウスで慢性ストレスを与えると，心筋梗塞発症と関係するアテローム硬化巣の被膜の菲薄化がみられました．これらから，**ストレスは白血球数の増加を介して心筋梗塞発症と関連する**ことが示唆されます．

2）サッカーW杯観戦と心筋梗塞

　　ストレスと心筋梗塞発症に関してサッカーW杯観戦との関連を示す面白い臨床研究が，New England Journal of Medicine という臨床では1〜2を争う一流雑誌に2008年に掲載されました[2]．ドイツW杯が2006年に開催されましたが，その前の2003年，2005年も含めてW杯を挟んだ5〜7月の毎日のミュンヘンでの心血管イベント件数を調べています（図1）．2003年と2005年では心血管イベント件数の日差変動はほとんどみられません．一方，W杯の開催された2006年は6月に心筋梗塞発症件数のピークがいくつかみられます．面白いことに，これらのピークはドイツチームの試合があった日と見事に一致しています．さらにピークの高さと試合の重要性にも関係がありそうです．そのときのW杯でドイツチームは準決勝で敗退しているのですが，ピークが特に高いのは準々決勝のアルゼンチン戦と準決勝のイタリア戦です．逆にピークが低いのが，予選リーグ3戦目（1, 2戦で決勝リーグ進出を決めています）と準決勝敗退後の3位決定戦です．W杯サッカー観戦が，その試合の精神的ストレスの強さと相関して心血管イベント発症のリスクとなることがわかります．

23 ストレスと心筋梗塞の興味深い関係―ICU勤務・W杯観戦も心筋梗塞発症リスク

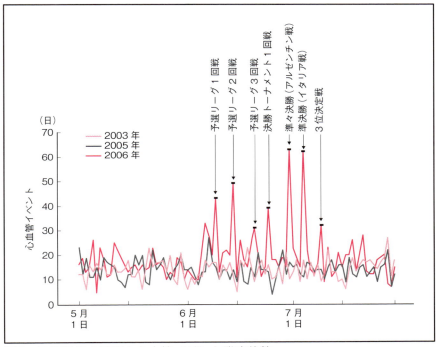

図1 W杯前後の時期と心血管イベント発症件数

（文献2 Figure 1より改変引用）

3）ストレスが心筋梗塞の誘因となるメカニズム

上記のように，ストレスが動脈硬化・心筋梗塞発症のリスクとなることが示されましたが，それはなぜでしょう？ ストレスのシグナル伝達経路として，

> ✓「視床下部−下垂体−副腎」軸を介するグルココルチコイド産生
> ✓「交感神経−副腎−延髄」軸を介するカテコラミン分泌

の2つがよく知られています．このどちらか，あるいは両方が関係したのでしょうか？

そこで，2014年 Nature Medicine 誌の論文で白血球数増加の原因を探るために骨髄の組織所見が調べられています[1]．すると3つのことが判明しま

した．骨髄造血中の造血幹細胞数が増加していること，CXCL12と呼ばれる造血幹細胞の増殖と遊走を阻害するサイトカインの発現が減少していること，骨髄周囲の交感神経線維の数が増加していること，です．CXCL12は交感神経刺激により発現が減少することがすでに知られているので，

　　交感神経線維数増加⇒CXCL12発現減少⇒造血幹細胞増殖・遊走⇒末梢白血球数増加

というシグナルカスケードで末梢白血球数が増加したものと考えられます．ただ，なぜストレスが交感神経線維数を増加させたのかは示されていません．

　それでは次に，白血球数が増えるとなぜ心筋梗塞が進展するのでしょう？　白血球のリンパ球・好中球・単球は動脈硬化と深い関係があることがすでに知られています．単球は組織内に取り込まれるとマクロファージとなります．マクロファージは酸化LDLを取り込むと泡沫化され，IL-1やTNF-αなどの炎症惹起性サイトカインを放出します．これらのサイトカインは，平滑筋の増殖・遊走を刺激し，血管内皮細胞の細胞接着因子の発現を誘導し，白血球の血管壁内への取り込みを誘導します．マクロファージはさらにマトリックスメタロプロテイナーゼと呼ばれるタンパク分解酵素を分泌し，アテローム被膜の菲薄化をもたらします．このようなメカニズムで，白血球は動脈硬化の進展と不安定化を引き起こし，これが心筋梗塞の発症リスクとなると考えられます．

 臨床ではこう捉える！

　これらの基礎研究のデータからいえることは，4〜6週間で15〜20％が心筋梗塞を発症するといわれている不安定狭心症では，サッカーW杯観戦などのストレスの大きいイベントは避けるように指導する必要があるのでしょう．

　また，交感神経βブロッカーは心筋酸素需要を減らすことで狭心症の治療効果があると考えられています．これに加えて，白血球の増加の予防，動脈硬化の進展・不安定化の予防に有効であることが期待されます．骨髄でCXCL12の減少にかかわる交感神経受容体は$β_3$受容体であるといわれています．$β_3$受容体特異的なブロッカーが開発されれば，「白血球数増加⇒動脈硬化」の経路を特異的に抑えこむことが可能となるかもしれません．

ポイント

- ✓ ストレスは,交感神経系を介して骨髄からの白血球の末梢血への動員をもたらします.
- ✓ 白血球は,動脈硬化巣で炎症惹起性サイトカインを放出することで,動脈硬化の進展を促進します.
- ✓ 白血球は,マトリックスメタロプロテイナーゼを放出することで,アテローム被膜の菲薄化を誘導します.

文献

1) Heidt T, et al. Chronic variable stress activates hematopoietic stem cells. Nature 2014 ; **20** : 754-758.
2) Wilbert-Lampen U, et al. Cardiovascular events during World Cup soccer. N. Engl. J. Med. 2008 ; **358** : 475-483.

24 大規模臨床試験・EBMの草分けCASTスタディ
―心筋梗塞後の心室期外収縮

a こんなギモンがあります

　EBM (evidence-based medicine) は1990年代から使われ始めた言葉で，最近はEBMデータを得るための大規模臨床試験が金科玉条のように行われています．大規模臨床試験の草分けのひとつが1986年に開始されたCAST (Cardiac Arrhythmia Suppression Trial) スタディです．1960年代より欧米では心筋梗塞後患者で起こる突然死が社会問題となっており，心室期外収縮が突然死の予測因子となることがわかっていました．そこで，1980年代後半に開発された新たなNa^+チャネルブロッカーIC群抗不整脈薬で心室期外収縮を抑制することが突然死予防につながるかを検討した研究です[1]．結果として，IC群抗不整脈薬によって心室期外収縮は著明に抑制されましたが，突然死はかえって増えてしまいました．なぜ，CASTスタディにおいてIC群薬の使用でかえって不整脈が増えてしまったのでしょう？

b まず結論から

　心筋梗塞後に起こる突然死は，リエントリー機序による致死的な心室不整脈が原因です．IC群薬は，不応期は延長せず伝導速度のみを遅延させたため，リエントリーをかえって起こしやすくしてしまったと考えられます．

c その根拠は？

1) CASTスタディの結果（図1）

　今から50年以上も前の1960年代より，欧米では心筋梗塞後患者でみられる突然死が社会的問題となっており，循環器医はその対策確立に躍起となっていました．Lown博士はシアトルでホルター心電図を用いたアプローチ，Myerburg博士はマイアミで薬物血中濃度モニターによるアプ

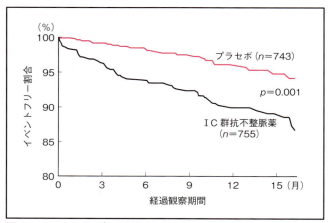

図1　CASTスタディ結果

（文献1 Figure 1より改変引用）

ローチ，Josephson博士はペンシルベニアで電気刺激による不整脈誘発から心臓手術を行うアプローチで，それぞれ突然死の予防を試みていました．当時から話題となっていたバミューダ，プエルトリコ，マイアミを結ぶ三角形「バミューダ・トライアングル」をもじって，シアトル（北西）・ペンシルベニア（北東）・マイアミ（南東）の三角形は「心臓突然死・トライアングル」と呼ばれていました．そのような時代に，1983年 New England Journal of Medicine誌に発表された論文[2]で，心筋梗塞後患者の突然死の予測因子として，LVEF＜0.40，NYHA分類，ラ音聴取などの心不全に関連する因子に加えて，心室期外収縮＞10回/時間が同定されました．ホルター心電図の有名なLown分類が世に登場したのもちょうどその頃です[3]．そこで，本当に患者さんの予後を改善するのかはわからないまま，心筋梗塞後心室期外収縮を呈する患者ではⅠ群抗不整脈薬による心室期外収縮の抑制が行われていました．EBM時代の今では考えられないことですが，当時はこれがごく一般的なアプローチでした．

そこで，大規模臨床試験・EBMの草分けとして，本当に心室期外収縮の抑制が突然死の予防につながるのかのエビデンスを得ようとして始まったのが，CASTスタディです．その当時，Na^+チャネルへの結合親和性が高いIC群薬のエンカイニドとモルシジンが開発されたところであり，従来からあるIC群薬のフレカイニドと合わせて3薬をランダムに振り分け，

5年間予後を追跡する臨床試験が始まりました．大規模臨床試験ですので，多くの施設がデータ収集に参加し，筆者が留学中であったマイアミ心臓研究所でもエンカイニドを担当し，筆者がそのデータ収集に当たりました．1991年には，フレカイニドとエンカイニドによる結果がNew England Journal of Medicine誌に発表されました（モルシジンの検討に入る前に，スタディが中止されてしまったのです）[1]．755名が抗不整脈薬（323名がフレカイニド，432名がエンカイニド），743名がプラセボに振り分けられました．平均10ヵ月の経過観察期間での不整脈死は，抗不整脈薬治療群が43名，プラセボ群が16名，不整脈以外の心臓死がそれぞれ17名，5名で，いずれもが抗不整脈治療群で有意に高いという結果となり，人道上の問題から5年の経過観察の予定がわずか1年あまりでスタディ自身が中止されてしまいました．CASTスタディは，失敗に終わったとはいえエビデンスの重要性を世に問うこととなったマイルストーン研究です．また，CASTスタディでは，心室期外収縮を突然死のサロゲートマーカーとして用いていますが，サロゲートマーカーが必ずしも結果を反映しないことも，世に問いかけました．この論文が発表された日は，一日中患者からの電話が鳴りやまなかったことを記憶しています．

2) CASTスタディではどうして不整脈が増加したのか？

　<u>不整脈を考えるとき，2つの因子に分けて考える必要があります．トリガー因子と維持因子（不整脈基質）です．心筋梗塞後の心室頻拍・心室細動はリエントリー性不整脈と考えられています．心室期外収縮はトリガー因子と考えられます．そこで，IC群薬はトリガー因子は抑制したが，維持因子は抑制しなかったと解釈できます．</u>抑制しなかっただけであれば，効果がなかったということになるはずです．不整脈頻度が増えたことから，おそらく維持因子をかえって増悪させてしまったものと考えられます．そこで，IC群抗不整脈のリエントリー機構に対する作用を考えてみることにしましょう．

　不整脈の機構は一見複雑なので，簡単にするために**図2**を用いて考えてみましょう．リエントリー機構を考えるとき，

> ✓ 波長 (wave length)
> ✓ リエントリー回路 (reentry circle)
> ✓ 興奮間隙 (excitable gap)
> ✓ 不応期 (refractory period)
> ✓ 伝導速度 (conduction velocity)

の5つに因子に分けてみましょう．このように因子を上げるとき，できるだけ3因子以内にとどめるように心がけているのですが，ここではどうしても5因子必要なので，すみませんがおつきあいください．波長は不応期の間に電気興奮が伝播できる距離を示しており，

> ✓ 波長＝不応期×伝導速度

となります．また，興奮間隙は

> ✓ 興奮間隙＝リエントリー回路−波長

より求めることができます．興奮間隙がプラスのとき，リエントリー不整脈が成立可能であることになり，興奮間隙がマイナスの時はリエントリーが成立不可能であることを意味します．また，興奮間隙がプラスであっても，より大きくなるとリエントリーが起こりやすくなり，興奮間隙がより小さくなるとリエントリーが起こりにくくなることを意味します(**図2a**)．Na^+チャネルブロッカーのⅠ群薬は，これらの要素のうち不応期を延長し，伝導速度を遅くする2つの作用を有しています．わかりやすくするために不応期だけを伸ばしたと仮定しましょう．すると，波長が大きくなるので，興奮間隙は小さくなります．すなわち，リエントリーは起こりにくくなります(**図2b**)．一方，伝導速度だけを遅くしたと仮定すると，波長は小さくなるので興奮間隙は大きくなります．すなわち，リエントリーは起こりやすくなります(**図2c**)．Ⅰ群薬は，不応期延長と伝導遅延のどちらの作用が強く出たかによって，リエントリーを起こしやすくする場合も起こしにくくする場合もあることになります．ⅠC群は，Ⅰ群薬のなかで特に伝導速度だけに影響しやすい薬物なので，リエントリーが起こりやすくなったものと考えられます．そこで，この反省から抗不整脈薬治療は不応期延長作用が主な作用であるカリウムチャネルブロッカーのⅢ群薬へと

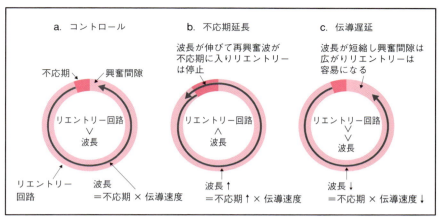

図2 リエントリー性不整脈の起こりやすさと抗不整脈薬作用

大きく方向転換がなされました．もちろん，その後期待通りには事が運ばず，Ⅲ群薬にはトルサード・ドゥ・ポアンッと呼ばれるQT延長に伴う催不整脈作用があることが明らかになり注意が喚起されることになったのはご存知のことと思います．Ⅰ群薬でも，ⅠA群はカリウムチャネルブロック作用も併せ持つので，不応期延長作用もあります．もし，ⅠC群薬でなくⅠA群を使っていたらCASTスタディの結果も変わっていた可能性があります．オヤジギャグ（英語ではlame jokeというのは知っていましたか？）ではありませんが，「CASTはmiss-CAST」だったのだと思われます．ちょっとしたボタンのかけ違いで歴史が大きく変わるものですね．

d 臨床ではこう捉える！

CASTスタディでの知見によってわかったことは，心筋梗塞患者では心室期外収縮は突然死の予測因子となること，しかし心室期外収縮を抑制するとかえって突然死が増えるということです．リスクの高い患者をみつけることはできるけれども，その患者に対して何をしたらよいのかわからないという困った事態になったのです．本当に何もすることはないのでしょうか？今，確実な治療効果が認められているのは電気的除細動器の植込みICDです．また，ある程度の治療効果がわかっているのがⅢ群薬のアミオダロンです．ICD植込みは高額であることと，人によってはQOLの

かなりの低下が起こること，またアミオダロンでは重篤な副作用の問題があります．また，1983年のNew England Journal of Medicineの論文[1]で，心筋梗塞患者で突然死の予測因子となっていたのが，LVEF＜0.40，NYHA分類，ラ音聴取だったので，心機能回復も治療法として有効と考えられます．この論文では指摘されていませんが，虚血を改善することも欠かすことはできないでしょう．そこで，まずは心臓虚血と心機能の改善はmustな介入であり，そのうえでリスク評価を行ってICD植込み，アミオダロン治療，あるいはβブロッカーのみで様子をみるか，のいずれかを選択するというのが，妥当な戦略ではないでしょうか．

ポイント

✓心筋梗塞後の心室期外収縮は突然死の予測因子のひとつです．

✓CASTスタディでは，心室期外収縮をIC群薬で抑制することが突然死の予防につながるか検討されましたが，予想に反して突然死をかえって増加させてしまいました．

✓その原因として，リエントリー性不整脈のトリガー因子は抑制しましたが，維持機構をかえって増悪させてしまったためと考えられます．

文献

1) Echt DS, et al. Mortality and morbidity in patients receiving encainide, flecainide, or placebo. The Cardiac Arrhythmia Suppression Trial. N. Engl. J. Med. 1991；**324**：781-788.
2) Risk stratification and survival after myocardial infarction. N. Engl. J. Med. 1983；**309**：331-336.
3) Lown B & Wolf M. Approaches to sudden death from coronary heart disease. Circulation 1971；**44**：130-142.

25 トルバプタンが低ナトリウム血症を起こさない理由

a こんなギモンがあります

　心不全治療で利尿薬を使用すると，しばしば低ナトリウム血症をきたし，治療に難渋することがあります．このような状況で，低ナトリウム血症を来さない利尿薬としてバソプレシンV_2受容体拮抗薬のトルバプタン（サムスカ®）が導入されました．他の利尿薬は低ナトリウム血症をきたすことがあるのに，トルバプタンに限って低ナトリウム血症をきたさないのはなぜでしょう？

b まず結論から

　他の利尿薬は水分の再吸収を直接阻害するのではなく，ナトリウムの再吸収を阻害することで水分の再吸収を間接的に抑制します．これに対して，トルバプタンは，直接水分の再吸収を阻害します．このため，低ナトリウム血症をきたさずに，体液量を減らすことができるのです．

c その根拠は？

1) 他の利尿薬の作用機序

　比較対照するために，まず心不全で使われる他の利尿薬の作用機序をみてみましょう．心不全で使われる主な利尿薬には，フロセミド（ラシックス®）などの「ループ利尿薬」，ヒドロクロロチアジド（ダイクロトライド®）などの「サイアザイド系利尿薬」，スピロノラクトン（アルダクトンA®），エプレレノン（セララ®）などの「抗アルドステロン薬」の3タイプがあります．
　ループ利尿薬は，ヘンレループの太い上行脚でナトリウム，カリウム，クロライドを共輸送するトランスポーターNKCC2（natrium/kalium/chloride co-transpoter 2）を標的として（**図1a**），ナトリウムの再吸収を抑

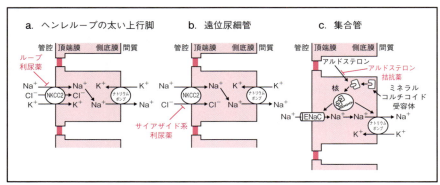

図1　通常の利尿薬の作用機転

制することで水の再吸収を間接的に抑制します．

　サイアザイド系利尿薬は，遠位尿細管でナトリウムとクロライドを共輸送するトランスポーターNCC1（natrium/chloride co-transporter 1）を標的とします（**図1b**）．NCC1を介するナトリウム再吸収を抑制することで，水の再吸収を間接的に抑制します．

　アルドステロンは集合管で作用します．集合管では，上皮型ナトリウムチャネルENaC（epithelial natrium channel）が管腔から上皮細胞内にナトリウムを取り込み，ナトリウムは基底膜のナトリウム・カリウムポンプNa/K-ATPaseを介して間質に輸送されます．ステロイドホルモンは基本的に転写因子です．ステロイドホルモンのアルドステロンは，集合管細胞質に存在するミネラルコルチコイド受容体に結合すると，アルドステロン/ミネラルコルチコイド受容体は核内に移行し，ホルモン応答領域を持った遺伝子の転写を活性化します．転写調節を受ける主な遺伝子は，ENaCとNa/K-ATPaseをコードする遺伝子です．そのため，抗アルドステロン薬は，これらの転写活性化を抑えることでENaCとNa/K-ATPaseの発現量を低下させ，ナトリウムの再吸収を抑制し（**図1c**），間接的に水の再吸収を抑制します．

　このように，<u>これまでの利尿薬は直接的にはナトリウム再吸収を抑制し，これによって間接的に水再吸収を抑制し利尿効果を示します．このため，低ナトリウム血症をきたすリスクを伴います</u>．

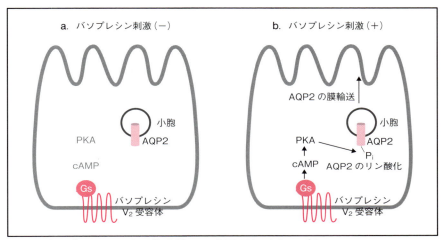

図2　バソプレシンによる集合管での水再吸収メカニズム

2）トルバプタンの作用メカニズム

　次に，トルバプタンの作用メカニズムを知るためには，回りくどいようですがバソプレシン（抗利尿ホルモン（anti-diuretic hormone：ADH））がどのようにして抗利尿作用をもたらすかを知る必要があります．バソプレシンは，浸透圧の調整を行うことが主な作用です．浸透圧センサーは視床下部にあります．そこで，浸透圧が高い場合，「水分が足りないぞ」ということで下垂体後葉にシグナルが送られバソプレシンが分泌されます．バソプレシンの受容体は様々な臓器にありますが，ここで関係するのは腎臓の集合管の上皮細胞基底膜にあるV_2受容体です．集合管上皮細胞には水チャネルAQP2が発現しますが，通常は細胞質内の小胞膜上に存在して，水を再吸収することはありません（図2a）．V_2受容体にバソプレシンが結合すると，PKAが活性化され，AQP2がリン酸化されます．リン酸化されたAQP2は管腔側膜に輸送され，管腔から上皮細胞内への水の再吸収を引き起こします（図2b）．これによって浸透圧が正常化されます．**このようにバソプレシンによる水の再吸収は他の電解質の移動には一切かかわらずに行われます．したがって，V_2受容体をブロックすることによる利尿作用も他の電解質への影響なく行われるので，低ナトリウム血症などを起こさずに済むのです．**

臨床ではこう捉える！

　通常の利尿薬では低ナトリウム血症により，中止あるいは減量を余儀なくされるケースはまれではなく，電解質に影響が少ない利尿薬の登場は待望のニュースに思えます．ところが，そう単純でもなさそうです．日本以外ではトルバプタンの使用は低ナトリウム血症を伴うケースに限られており，低ナトリウム血症を伴わない心不全で使用が認められているのは日本だけです．実際に，トルバプタンの使用により160 mEq/Lを超える高ナトリウム血症や中枢神経症状（意識障害，痙攣など）の副作用も報告されています．そのため，入院下での開始・再開，血清ナトリウム濃度の頻回のモニター，口渇を感じ飲水ができる患者への投与，など使用が義務づけられています．<u>バソプレシンは浸透圧の主要な調節メカニズムであり，この生体にとって極めて重要な調節機構に介入する薬物である</u>，ということを常に念頭に入れて，慎重に使用することが求められます．

ポイント

- ✓ バソプレシンは，浸透圧の上昇を感知して下垂体後葉から分泌される抗利尿ホルモンです．
- ✓ 腎集合管でV_2受容体に結合すると，水チャネルAQP2を管腔膜に発現させ，水を直接的に再吸収します．
- ✓ V_2受容体拮抗薬トルバプタンは，AQP2を介する水再吸収を抑えることで，利尿効果を発揮します．電解質の輸送を介することなく利尿作用をもたらすので，低ナトリウム血症などの副作用がありません．
- ✓ ただし，浸透圧調節という生体にとって極めて重要なシステムに介入する薬物なので，その使用には十分な注意が必要となります．

26 内因性血栓除去機構「angiophagy」
―加齢で血栓症が増加する基盤

a こんなギモンがあります

　ある講演で，講師の先生が「出血は生体内で予想以上の頻度で起きていますが，止血機構があるので気づいていないだけ」と話されていて，なるほどと思ったことを覚えています．実は塞栓でも同様のことがいえそうです．<u>塞栓は，生体内で思った以上に頻繁に形成されていますが，血管内に塞栓ができると生体はこれを除去しようとする防御機構を働かせるので，塞栓形成が問題として表面化することは通常ないようです．この防御機構として，これまで「血流による物理的な除去」と「内因性の線溶系による塞栓溶解」の2つが知られていました．</u>塞栓が問題化しないのに，本当にこの2つだけで十分なのでしょうか？

b まず結論から

　<u>最近新たな塞栓除去機構として，内皮細胞が塞栓を取り込んで血管外に排除する「angiophagy」と呼ばれる機構が存在することが明らかとなりました</u>[1]．「phagy」とは「phagocyte＝食細胞」からもわかるように「食べる」という意味を持っています．angiophagyは，「血管が塞栓を食べる」という意味合いでつけられた名前です．

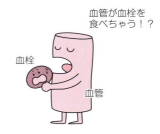

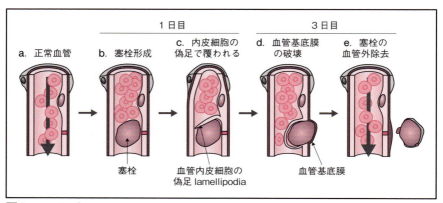

図1　angiophagy

（文献1 Sypplementary Figure 1 より改変引用）

C　その根拠は？

2014年Science Translational Medicine誌に掲載された論文[2]で，血管内皮細胞が緑色の蛍光を発する遺伝子改変マウスの冠動脈内に，赤色の蛍光を発するフィブリン血栓を注射し，経時的に塞栓の顛末が観察されました．フィブリン血栓注射1日目に，内皮細胞からlamellipodiaと呼ばれる偽足が伸び，フィブリン血栓が覆われてしまいます（**図1c**）．3日目ごろになると血管の基底膜に欠損ができ，血管外にフィブリン血栓が排除されます（**図d・e**）．血管内皮が血栓を積極的に食べ，排除してしまうシステムがあることは，驚きです．

血流による物理的な除去・内因性の線溶系による塞栓溶解というこれまで知られていた塞栓除去機構と，今回新たにみつかったangiophagyによる塞栓除去はどのような役割分担になっているのでしょう？　これらには時間的な違いがあります（**図2**）．塞栓形成初期には，血流による物理的な除去と内因性の線溶系による塞栓溶解が血栓除去の主な機構です．一方，angiophagyによる塞栓除去は，血栓形成後6時間〜6日に行われる遅延性の現象です．angiophagyが進行し塞栓が血管内皮の偽足によって覆われると，血流により塞栓を除去することができなくなり，また内因性・外因性のプラスミノーゲン活性化因子（tPAなど）が塞栓にアクセスすることもできなくなります．本論文では，血栓へのtPAの到達度の時間経過も

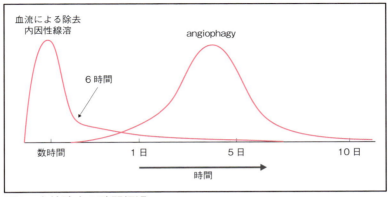

図2　血栓除去の時間経過

（文献1 Supplementary Figure 2より改変引用）

みていますが，予想どおり6時間を過ぎるとtPAは血栓にほとんど到達することができなくなります．

d　臨床ではこう捉える！

　加齢や糖尿病によって血管内皮機能が低下することは知られています．同様に，実はangiophagyも加齢や糖尿病によって効率が低下します[2]．このような加齢・糖尿病による血栓除去能力の低下は，脳・心臓・腎臓の微小循環の血栓形成を促進し，それぞれ認知症・加齢に伴う心不全・慢性腎疾患の原因ともなることが予想されます．将来的には，angiophagyを増強する薬物がこれらの加齢に伴う疾患の治療に効果を発揮することが期待されます．

ポイント

✓ 血栓は生体内で頻繁に起きていますが,これを除去する機構が備わっているので問題となりません.その機構のひとつとして,血管内皮細胞が血栓を食べてしまうangiophagyと呼ばれる機構が新たに明らかとなりました.

✓ angiophagyは血栓形成後6時間〜6日に働く比較的遅い反応です.

✓ angiophagyによって血栓が血管内皮細胞の偽足で覆われると,内因性・外因性のtPAが血栓に到達できなくなるので,心筋梗塞発症後6時間以降はtPA治療の効果が急激に低下します.

✓ angiophagyは加齢とともに効率が低下することが,高齢者で血栓症(脳梗塞など)が増える理由と考えられます.

文 献

1) Lam CK, et al. Embolus extravasation is an alternative mechanism for cerebral microvascular recanalization. Nature 2010;**465**:478-482.
2) Grunzendler J, et al. Angiophagy prevents early embolus washout but recanalizes microvessels through embolus extravasion. Sci. Transl. Med. 2014;**226**:ra31.

27 肉食と心血管病リスクの関係は腸内細菌が鍵！

a こんなギモンがあります

　10年くらい前，イタリアのロッジに缶詰めになって行われた国際研究会でランチをしていたとき，一人の研究者がみんなに「健康に最もよい食事は何だと思う？」と問いかけました．唯一の日本人だった筆者は，愛国心を発揮して日本食をあげました．同調してくれる人も多かったのですが，土地柄イタリア食をあげた人も多くいました．最近の研究で，地中海食が最も健康によい食事と認識されており，イタリア食をあげた人が正解に近かったようです．もしそのとき逆に，「健康に最も悪い食事はなんだと思う？」という質問が投げかけられていたら，肉食をあげた人も多かったのではないでしょうか？　なんとなく，肉食は冠動脈疾患のリスクと捉えられていますが，本当に肉食は健康によくないのでしょうか？　もしそうだとしたら，なぜ健康によくないのでしょう？

b まず結論から

　2011年[1,2]と2013年[3]の研究で，赤肉に含まれるコリン・L-カルニチンと呼ばれる成分が腸内細菌叢のある細菌によって代謝を受けてアテローム

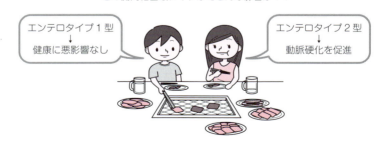

どの腸内細菌叢タイプかでこんな影響が！？

エンテロタイプ1型 → 健康に悪影響なし
エンテロタイプ2型 → 動脈硬化を促進

とはいえ，肉を食べるのもほどほどに…

性動脈硬化を促進する因子を産生することが明らかとなりました．この細菌は，誰の腸内細菌叢にもあるものではなく，この細菌を持っている人と持っていない人がいます．腸内細菌叢の違いによって，肉食が心疾患に悪い人と特に悪くない人に分かれるのです．

C その根拠は？

　肉食により動脈硬化が起こる機序として腸内細菌が関与することが注目されるきっかけとなったのは，2011年Nature誌に発表された論文「Gut flora metabolism of phosphatidylcholine promotes cardiovascular disease」です[1,2]．本論文では，最初に米国クリーブランド・クリニックで心臓検査を行った患者から採取した血液サンプルを用いて，メタボローム解析を行っています．メタボローム解析とは，低分子代謝産物を質量分析計を用いて分析する手法です．これによって，心筋梗塞・脳卒中患者の血中で増えていた代謝産物を知ることができます．その結果，3種類の代謝物，「コリン（choline）」，「ベタイン（betaine）」，「トリメチルアミンNオキシド（trimethylamine N-oxide：TMAO）」が心筋梗塞・脳卒中患者の血中で増えていることがわかりました．コリン，ベタイン，TMAOは，いずれも細胞膜を構成するリン脂質のひとつホスファチジルコリンの代謝物です．赤肉のホスファチジルコリンが腸管で加水分解されコリンとなり，これが腸内細菌叢のある種の細菌により代謝されトリメチルアミン（TMA）となり，吸収されます．TMAはさらに生体内で酸化され，TMAOとなり血液中を循環します（**図1**）．そこで，マウスの食餌中にコリンを添加すると，血中TMAO濃度が上昇し，動脈硬化巣のプラークサイズが増加しました．あらかじめ抗生物質により腸内細菌叢を除去しておくと，コリン添加食で飼育しても血中TMAOの上昇はみられず，プラークサイズの増大も起こりません．このことから，**肉食により産生されるTMAOが動脈硬化の原因となること，TMAOは肉に含まれるコリンが腸内細菌叢で代謝されて産生されること**，が示唆されます．

　これに続いて，2013年Nature Meidcine誌にL-カルニチンの関与を示す論文「Intestinal microbiota metabolism of L-carnitine, a nutrient in red meat, promotes atherosclerosis」が発表されました[3]．赤肉にはL-カルニチンが豊富に含まれており，肉食中心の食事をする人のことを英語で

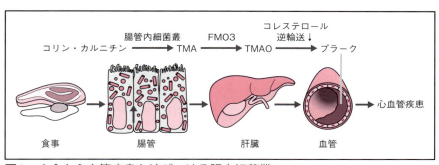

図1 肉食と心血管疾患を結びつける腸内細菌叢

（文献1 Figure 1 より改変引用）

「carnivore」といいます．L-カルニチンもコリンと同様に腸内でTMAとなり，さらに体内でTMAOに変換されます．

それではTMAOはどのように動脈硬化に関係するのでしょう？ 生体内でコレステロールは，主にLDLコレステロールとして肝臓から末梢に運ばれて，これが過剰になると血管壁内に取り込まれて動脈硬化の原因となります．一方，末梢のコレステロールはHDLコレステロールとして肝臓に輸送され（これを「コレステロール逆輸送」といいます），胆汁中に排

トピックス

実は，このL-カルニチンに関する論文は米国では「カルニチン論争」と呼ばれる大論争に発展し，ニューヨーク・タイムズ紙などの一般新聞にも多数取り上げられました．なぜ，カルニチンが動脈硬化の原因になるということがそんなに大問題だったのでしょう？ 米国で，「Metabolic Cardiology」というベストセラー本があります．このなかで，カルニチンのサプリメントが強く推薦されており，米国の循環器医の処方数が最も多いサプリメントとされています．つまり，心臓病を持つ人の多くがサプリメントとして服用しているカルニチンが，なんと心臓病の原因であったということが発表されたわけですから，これは大変です．さらに，米国の一大産業である精肉業界も，赤肉は動脈硬化の原因と大々的に主張されたわけですから黙っていません．というわけで，カルニチンと心臓病の関係は精肉業界も巻き込んだ一大論争に発展しました．

泄されます(「5. HDLコレステロールはすべてが善玉というわけではない」参照). このうち, 本論文でTMAOはコレステロールの逆輸送を阻害することが示されました.

トピックスで書いたように, カルニチンは心臓病で最もよく処方されるサプリメントである一方, 動脈硬化の原因となります. このような矛盾が生じたとき, どちらかの研究者が勘違いをしているかウソをついていない限り, 両方の見解が両立できる何らかの解決案があるものです. ここでは, 腸内細菌叢の種類がトリックとなっていました. 血液にABO型があるように, 腸内細菌叢にも型があります. これを「エンテロタイプ (enterotype)」と呼びます. エンテロタイプは, バクテロイデス (*Bacteroides*), プレボテラ (*Prevotella*), ルミノコッカス (*Ruminococcus*) の3つの細菌の比率によって下記の3つに分類されます:

> エンテロタイプ1型:バクテロイデス優位
> エンテロタイプ2型:プレボテラ優位
> エンテロタイプ3型:ルミノコッカス優位

メモ:腸内細菌叢

ヒトは約100種類, 合計60兆〜70兆個の細胞からできています. 一方, 腸内細菌は約100種類の細胞からなり, 合計約100兆個の細胞からなっており, ヒトと大体同じ範囲の細胞からなっています. ゲノムサイズをみてみると, ヒトでは100種類すべての細胞が同じゲノムを持っており, 1つの細胞=ヒト全体のゲノムサイズは約30億塩基対です. 細菌は100種類の細胞がすべて異なるゲノムを持っており, 一つ一つの細胞は約3,000万塩基対からなるので, 腸内細菌全体でのゲノムサイズは約30億塩基対となり, やっぱりヒトと同じ程度となります. 最近, 人体と腸内細菌には密接な相互作用があり, これが健康も含めてヒトの様々な状態に影響することがわかってきました. たとえば, 動物実験では肥満マウスの腸内細菌叢を取り出して無菌マウスに移植すると, 生活環境や食生活を変化させなくても肥満になります. ヒトでも, 糞便移植治療という健康な人の糞便を患者に移植する治療も行われています. そこで, ヒトと腸内細菌を合わせてひとつの生命体「スーパー・オーガニズム」として捉えようという提案も行われています.

エンテロタイプごとに血中TMAOレベルを分析すると，エンテロタイプ1型の人で低く，エンテロタイプ2型の人で高いことがわかりました．菜食者・雑食者ではエンテロタイプは1型が多く，肉食者では2型が多くなります．これはプレボテラがカルニチンを栄養としているため，カルニチンを多く含む肉食を行っていると，これを栄養とするプレボテラが増えるという自然の摂理なのです．ちなみに，エンテロタイプ2型の細菌の一部は歯周病菌であり，歯周病患者が生活習慣病に罹患しやすいのもかかわっているのかもしれません．

d 臨床ではこう捉える！

　肉食に関しては，古くから賛否両論あります．象徴的なのが，2013年1月に「長生きしたけりゃ肉は食べるな」（若杉友子著）と「肉を食べる人は長生きする」（柴田博著）というまったく正反対の本が同時に出版されて議論を呼んだことでしょう．前記したように，このような矛盾が起きている場合は何かしらの解決策があるものです．肉食は脂肪分も多そうでいかにも体に悪そうに思えますが，肉にはアミノ酸，タンパク質，ビタミンなどが豊富に含まれています．世界保健機構（WHO）がアミノ酸スコアをいうものを発表していますが，牛乳・卵・魚などとともに肉は100点満点です．

　結局は「過ぎたるは猶及ばざるが如し」というありきたりの論語の格言に行きつくという，当然の結論のようです．肉食，カルニチンサプリメントも適度であれば健康によいが，過剰に摂取しているとエンテロタイプが2型となり，かえって健康に悪影響があるということのようです．

　このような情報をもとに個人個人に適した食事をしようという流れも起きており，これを「パーソナル・ダイエット」，あるいは「パーソナル・栄養」などと呼ばれています．腸内細菌叢の解析は，そのゲノム配列を解読することによって行われています．今では次世代シークエンサーを使って約30億塩基対あるヒトゲノムが2日，1,000ドルで解析できる時代となっており，この論理からいうと腸内細菌叢も2日，1,000ドル程度で解析することができるはずです．もしかしたら，今後は次世代シークエンサーを使ってエンテロタイプを知り，食事内容を調節するという時代が来るのかもしれません．でも，なんだか人間の本能の食欲まで完全管理されているようで，古い人間の筆者には抵抗感があります．

メモ：蚊に喰われやすいかそうでないかもmicrobesが関係

　最近米国で，「Human microbiome project」という興味深いプロジェクトが展開されています．microbeとは微生物のことで，ある部位，たとえば腸内に存在する微生物全体を指してmicrobiomeといいます．人の様々な場所の細菌叢のゲノムを解析することで，細菌叢の役割を知ろうというプロジェクトです．このプロジェクトで，ヒトのmicrobesの重要性が次々に明らかになっています．身近なところでは，蚊に喰われやすい人とそうでない人では，皮膚のmicrobesの種類が異なっており，蚊に喰われやすい人の皮膚のmicrobesの代謝物が蚊を引き寄せる作用があることがわかりました．

　また，出生後のmicrobesの変化を毎週解析する研究も行われています．そこでわかったことは，出生時の最初のmicrobesは母親由来で，約2年半後に大人のmicrobesに行き着きます．このとき，正常出産の新生児では母親の腟のmicrobes，帝王切開で出産した新生児では母親の皮膚のmicrobesとなります．帝王切開児ではアトピー・肥満などの疾患発生率が高いことがわかっています．人で帝王切開が行われるようになるまでは，哺乳類はみんな自然出産で生まれてきていました．したがって，母親の腟のmicrobesを受け継ぐことには何らかの保護的作用が備わったものと予想されています．

ポイント

- 肉に含まれるコリン・カルニチンは，プレボテラ属の腸内細菌により代謝されてTMAとなります．
- TMAが生体内で酸化されてつくられるTMAOは，コレステロールの逆輸送を阻害します．
- プレボテラ属腸内細菌は，肉食者で多いエンテロタイプ2型に多く存在します．
- エンテロタイプ2型の人では，肉食は動脈硬化を促進します．
- エンテロタイプ1型の人では，肉食は健康に悪影響をもたらしません．

文　献

1) Rak K & Rader DJ. Cardiovascular disease : The diet-microbe morbid union. Nature 2011 ; **472** : 40-41.
2) Wang Z, et al. Gut flora metabolism of phosphatidylcholine promotes cardiovascular disease. Nature 2011 ; **472** : 57-63.
3) Koeth RA, et al. Intestinal microbiota metabolism of L-carnitine, a nutrient in red meat, promotes atherosclerosis. Nat. Med. 2013 ; **19** : 576-585.

28_8 妊娠中の過度のダイエットは「NO!」

a こんなギモンがあります

「Dutch famine 1944」という想像を絶する飢餓に人が曝された出来事の経験を無駄にしないために，飢餓の長期的影響についての疫学研究が行われました．これを契機に，妊娠初期に母親が栄養不足となると，生まれてきた子供が成人したとき，肥満・糖尿病・冠動脈疾患などのメタボリック・シンドロームに罹患する確率が高くなることが注目されるようになりました．これはなぜでしょう？

b まず結論から

これには，「エピゲノム修飾」と呼ばれる遺伝情報に基づかない遺伝子発現制御機構が関係します．生活習慣により，さすがにゲノムが変化することはありませんが，エピゲノム修飾は容易に変化します．このエピゲノム修飾は受精卵で一度リセットされ，胎生初期に生体内で新たにエピゲノム修飾が行われます．この時期を「エピゲノム修飾の臨界期」といいます．臨界期に施されたエピゲノム修飾の多くが，生涯にわたって維持されます．妊娠初期に母親が栄養不足となると，胎児はエネルギーをため込む方

妊娠初期＝エピゲノム修飾の臨界期

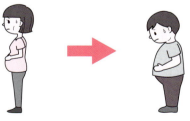

妊娠初期にダイエットで
母親が栄養不足となると…？

胎児が成人後に
メタボリック状態に！？

向にエピゲノム修飾が起こります．これが生涯維持されるので，中年になったときにメタボリック・シンドロームを起こしやすくなるのです．

C その根拠は？

遺伝情報に基づかず遺伝子発現を制御する仕組みとして，「エピゲノム修飾」というものがあります．DNAのシトシンにメチル基が付加される「DNAメチル化」，およびヒストンタンパク質にメチル基あるいはアセチル基が付加される「ヒストンメチル化」・「ヒストンアセチル化」などがあります．「DNAメチル化＝転写抑制」，「ヒストンアセチル化＝転写活性化」と単純化して解釈された時期もありましたが，今ではそれほど単純ではないことがわかっています．たとえば，DNAメチル化でも「プロモーター領域⇒転写抑制」，「転写領域⇒転写促進」，「繰り返し配列⇒ゲノム不安定化」と反応は大きく3タイプに分かれます．

エピゲノム修飾の特徴として以下の3つが考えられています：

> ✓ 生活習慣によりさすがにゲノムの変化は起こりませんが，エピゲノムの変化は比較的容易に起こります．（生活習慣病＝エピゲノム修飾病と考える人もいます）
> ✓ エピゲノム修飾は細胞が分裂しても娘細胞に引き継がれるので，比較的長期的な影響を及ぼします
> ✓ 例外はありますが，多くのエピゲノム修飾は受精卵でリセットされるので，世代を超えては受け継がれません

エピゲノム修飾は，植物界では冬の低温に一定期間曝されると開花能力が誘導される「春化現象（vernalization）」として以前（1929年）から知られていました．秋でも一定期間低温環境に置くと，春咲く花を一年中鑑賞できるようになったのも春化現象をうまく活用したものです．エピゲノム修飾が動物にもあることがわかったのは，「Dutch famine 1944」と呼ばれる事件がきっかけです．1944年は第二次世界大戦の終盤にあたり，ドイツのナチス軍がオランダに侵攻したため，食物の輸送路が寸断されていました．運悪いことに，その年ヨーロッパを大飢饉が襲い，西オランダの人々は極端なカロリー不足に陥り，オランダ名物のチューリップの球根を食べてまで飢えを凌いだと記録されています．1994年に，Dutch famine 1944

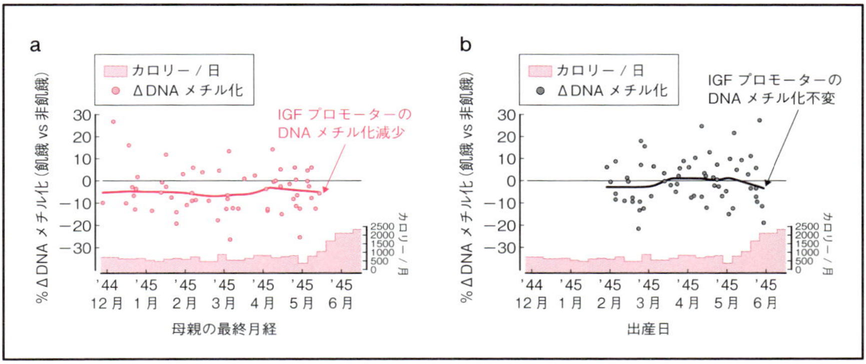

28 妊娠中の過度のダイエットは「NO！」

図1 Dutch famine時の母親の最終月経・出産日とIGFプロモーターのDNAメチル化

a：最終月経（妊娠初期を反映）
b：出産日（妊娠晩期を反映）
横軸：Dutch famineの時期（1945年5月まで飢餓が続いた）
縦軸：兄弟で，飢餓に曝された子供と曝されなかった子供のIGFプロモーター領域のDNAメチル化の比.

（文献2 Figure 1より改変引用）

から50年経ったことから，オランダでカロリー不足が人体に及ぼす長期効果を調べる疫学研究のひとつとして「Dutch famine出産コホート研究」が行われました．その結果のひとつとして，当時妊娠初期だった胎児が大人になって，冠動脈疾患・糖尿病・脂質異常症・肥満などのメタボリック・シンドロームの罹患率が有意に高いことがわかりました[1]．面白いことに，妊娠後期だった胎児ではそのような影響は観察されていません．これを引き金とした研究から，エピゲノム修飾は受精卵で一度リセットされること，妊娠初期に再度エピゲノム修飾が起こる「臨界期（critical period）」があること，この臨界期に生じたエピゲノム修飾の多くが生涯持続すること，などが明らかとなりました．この臨界期にカロリー不足になると，栄養をため込む方向に遺伝子発現が変化するエピゲノム修飾が起こるため，中年になってから肥満などのメタボリック・シンドロームにかかりやすくなったと解釈されます．実際，いくつかの遺伝子のプロモーター領域のDNAメチル化でこの仮説の妥当性が確認されています[2]．**図1**は，インスリン成長因子IGFのプロモーター領域のDNAメチル化の例です．

戦時中，西オランダにいて飢餓に曝された母親と西オランダから避難していて母親を集めて解析が行われています．飢餓期に妊娠初期だった母親の子供は飢餓に曝されなかった母親の子供に比べてIGFプロモーターのDNAメチル化が低下し，IGFの発現が増加しておりエネルギーをため込もうとしていることが示唆されています(図1a)．一方，飢餓期に妊娠後期だった母親の子供では影響がないことがわかります(図1b)．
　このことから，妊娠初期の曝露環境がのちのメタボリック状態に大きく影響することが明らかとなりました．

d 臨床ではこう捉える！

　一時，妊婦さんの体重増加は危険と力説されたことがあります．確かに，妊娠中毒症などによる浮腫で体重が増加する場合もあるのである意味では間違ってはいません．逆に，最近の妊婦さんは「太るとかっこ悪い」と考えてダイエットに励むケースが見受けられ，「えっ，あの人妊娠してたの？」って思うほどスタイルがよい妊婦さんもいます．けれども，この時期の妊婦の影響は胎児の将来に大きく関係するのです．妊娠初期の過度のダイエットは，子供の将来のことを考えると避けたほうがよいでしょう．また，妊娠初期はつわりで栄養不足となることがあります．つわりがひどいときは，点滴などによる栄養補給もためらわず行いたいところです．

ポイント

- ✓ 遺伝子配列に依らない遺伝子制御システムとして，DNAメチル化，ヒストンメチル化，ヒストンアセチル化などのエピゲノム修飾と呼ばれるシステムがあります．
- ✓ エピゲノム修飾は受精卵で一度リセットされるので，原則的には世代を超えて受け継がれません．
- ✓ リセットされたあとの妊娠初期は再度エピゲノム修飾が行われる「臨界期」にあたります．臨界期に施されたエピゲノム修飾の多くのものが，生涯持続されると考えられています．
- ✓ 妊娠初期に母親が栄養不足となると，胎児はエネルギーをため込む方向にエピゲノム修飾が起こり，これが生涯続くので，成人してからメタボリック・シンドロームの罹患頻度が有意に高くなります．

文 献

1) Koeth RA, et al. Intestinal microbiota metabolism of L-carnitine, a nutrient in red meat, promotes atherosclerosis. Nat. Med. 2013；**19**：576-585.
2) Heljimans BT et al. Persistent epigenetic differences associated with prenatal exposure to famine in humans. Proc. Natl. Acad. Sci. USA, 2008；**105**：17046-17049.

29 「不整脈を起こす薬」イソプロテレノールがブルガダ症候群で抗不整脈作用を示す理由

a こんなギモンがあります

　ブルガダ症候群では，ときに心室頻拍・心室細動が繰り返し起こることがあります．24時間で3回以上心室頻拍・心室細動を繰り返す場合，これを「電気的ストーム (electrical storm)」あるいは「VT/VFストーム (VT/VF storm)」といいます．electrical stormでは，交感神経β受容体のアゴニストであるイソプロテレノールが有効と考えられています．イソプロテレノールは，臨床電気生理検査で，不整脈が誘発されず困った場合，不整脈の誘発を促すための最終手段として投与することから，一般には「不整脈を起こす薬」と認識されています．その「不整脈を起こす薬」イソプロテレノールがなぜブルガダ症候群のelectrical stormに限っては「不整脈を抑える薬」となるのでしょう？

b まず結論から

　ブルガダ症候群の原因として，活動電位初期に流れる内向き電流のナトリウム電流I_{Na}・L型カルシウム電流I_{CaL}の減弱，および/あるいは外向き電流の一過性外向き電流I_{to}の増強があります．交感神経刺激は，これら3つの異常をすべて正常化する方向に変化させる働きがあるため，イソプロテレノールはブルガダ症候群のelectrical stormに対して抑制的に作用するのです．

c その根拠は？

　心筋細胞の活動電位は次の5相に分けて理解されます：

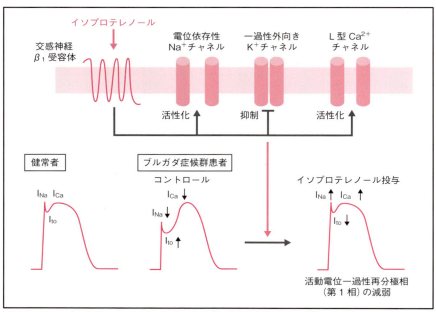

図1 イソプロテレノールによるブルガダ症候群改善の機序

> 0相：活動電位の立ち上がり相
> 1相：一過性再分極相
> 2相：プラトー相
> 3相：再分極相
> 4相：拡張期相

このなかで1相の一過性再分極相（これは「ノッチ」と呼ぶこともあります）は，心外膜側の心筋細胞のほうが心内膜側の心筋細胞より大きいことが知られています．異論があるものの，ブルガダ症候群では特に心外膜側の心筋細胞で1相が増大することが原因と考えられています．

　活動電位1相は主にI_{to}によって形成されます．また1相の前後の脱分極には，前半では内向き電流のI_{Na}，後半ではI_{CaL}による脱分極が関係します（図1下左）．そこで，I_{to}の増大，あるいはI_{Na}・I_{CaL}の減少がブルガダ症候群の原因となると考えられています（図1下中）．ブルガダ症候群では少なくとも16の遺伝子に変異が同定されています．そのなかの多くのもの

が，I_{Na} チャネルおよび I_{CaL} チャネルの機能抑制，I_{to} チャネルの機能増強をもたらすチャネル自身あるいはその修飾分子の変異となっていることも，この考え方を支持するエビデンスです．

これら3つの電流はいずれも交感神経刺激の標的です．I_{Na} と I_{CaL} は交感神経刺激により増強され，I_{to} は交感神経刺激により減弱します．すなわち，交感神経刺激がブルガダ症候群の原因となる I_{Na} 減少，I_{CaL} 減少，I_{to} 増強をすべて改善する方向に変化させるのです（図1）．したがって，交感神経アゴニストであるイソプロテレノールはブルガダ症候群の electrical storm に対して効果的となるのです．

ブルガダ症候群は夜間睡眠中や食後に不整脈発作が起きやすいとされていますが，これも自律神経の活動が睡眠中や食後では副交感神経＞交感神経となることが影響しています．

d 臨床ではこう捉える！

ブルガダ症候群で electrical storm の状態になった場合には，不整脈自身は電気的除細動により停止をしますが，停止してもすぐに再発してしまうので，再発しないようにするための対応が必要となります．この対応として，交感神経アゴニストのイソプロテレノールの0.01 μg/kg/分の点滴静注が行われます．心拍数の増加がみられない程度の低濃度でも有効であったとの報告もあることから，低濃度から開始します．また，逆に副交感神経を遮断することも有効であり，アトロピン0.5 mg静注を行うこともあります．

最近，キニジンはQT延長症候群の原因（キニジン失神）となることから臨床ではほとんど使われなくなっており，過去の薬といった印象が強くなっていました．ただし，ブルガダ症候群の発作予防にはキニジンの内服が有効との報告があります．これは，キニジンが I_{to} ブロック作用を持つからです．キニジンの抗コリン作用もプラスに働いているかもしれません．また，交感神経β受容体下流のセカンドメッセンジャーcAMPの分解を抑制するPDE阻害薬のシロスタゾール（プレタール®）の内服を行うと，イソプロテレノールと同様の作用を発揮することから，この薬物療法が行われる場合もあります．

ポイント

- 心筋活動電位の一過性再分極相（第1相）は，I_{to}により形成され，その大きさにはI_{to}とともに前後の内向き電流I_{Na}, I_{CaL}が関係します．
- ブルガダ症候群では，I_{to}の増大および/あるいはI_{Na}・I_{CaL}の減少による活動電位第1相の増大が関係します．
- 交感神経刺激は，I_{to}を抑制し，I_{Na}・I_{CaL}を増強します．
- 交感神経刺激は，ブルガダ症候群の原因となるI_{to}の増大，I_{Na}・I_{CaL}の減少をすべて改善する方向に働くことから，ブルガダ症候群のelectrical stormには交感神経β受容体アゴニストのイソプロテレノールが有効です．

30 まだ見ぬわが子のために新郎は食事に注意！

a こんなギモンがあります

「28. 妊娠中の過度のダイエットは「NO！」」で，胎生初期はエピゲノム修飾が起こりやすいことを説明しましたが，成人になってからはエピゲノム修飾は起こらないのでしょうか？ もちろんそんなことはありません．一定条件を満たせばエピゲノム修飾は起こります．この一定条件とは，「環境が一転すること」，「環境変化が継続すること」の2つです．新婚生活では，新郎は食生活が急激に変化することがあります．また，これが新婚早々単身赴任・離婚・奥さんの家事拒否などの憂き目にあわない限り相当期間続きます．したがって，新郎は先の条件を満たして代謝にかかわるエピゲノム変化が起こりやすい状態にあります．また，新婚時代は子供を授かるチャンスも多いはずです．新婚時代の父親の食生活とこれによるエピゲノム修飾は，妊娠中の母親のように子供への影響は考えなくていいのでしょうか？

b まず結論から

エピゲノム修飾は基本的には一世代限りと説明しましたが，例外的に世代を超えて引き継がれることがあります．その多くが父親のエピゲノム修

世代を超えたエピゲノム修飾

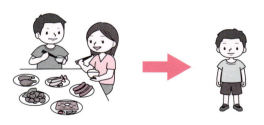

高脂肪食や食生活の激変でメタボ化が進むと…

なんと子供にも引き継がれてしまう！？

飾です．これを「父親効果（paternal effects）」といいます．父親の栄養過多は，美食家をつくるエピゲノム修飾をもたらします．これが胎児にも受け継がれて，胎児も大食と満足の閾値の上昇をもたらし，大人になってからメタボリック・シンドロームを発症しやすくなります．新郎は食生活に（あるいは，新婦は料理に）気をつける必要があるかもしれません．

C その根拠は？

1) 新郎はグルメになりやすい？

「28. 妊娠中の母親は過度のダイエットは「NO！」」で，妊娠初期の胎児はエピゲノム修飾が起こりやすい臨界期であることを説明しました．大人になってからは，生活習慣などの環境変化によってエピゲノム修飾が起こらないのでしょうか？ もちろんそんなことはありません．ただし，次の2つの前提条件が満たされる必要があるようです：

> ✓ある時点を境に環境が劇的に変化すること
> ✓新しい環境が一定期間続くこと

です．新郎がまさにこの条件を満たすのではないでしょうか？ これに気がついたのは，小学校のクラス会に出席したときのエピソードからです．小学生のときに席が隣で当時はひそかにあこがれていた女の子（すでに女性ですね）から，「主人が狭心症でステント手術が必要って言われたの」と循環器医として相談を受けました．よくよく話を聞いていると，「（ご主人は）独身時代は痩せていたけど，結婚してからどんどん太ってしまったの．その責任は，おいしいものをいっぱいつくって食べさせた自分にあるの」ということで，なんだただののろけ話かと思ったものです．ところがふと，これこそ成人でのエピゲノム変化が起こる格好の条件が満たされているのではないだろうか，と気づきました．また，残念なことに胎児期の逆パターンで栄養過多なのにエネルギーを使う方向にエピゲノム変化は起こりません．この理由はわかりません．非科学的な言い方をすると，胎児は生命力にあふれているので自衛的な応答性が強いのでしょうか？

過食をしたときに成人では，食欲に関係する視床下部のチロシン脱水素酵素をコードするTH，ドパミントランスポーターをコードするDATの

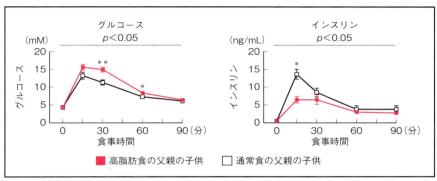

図1 父親マウスの食事と仔マウスの糖代謝

(文献2 Figure 2f, 2gより改変引用)

プロモーターの低メチル化が起こります.すなわち,*TH・DAT*の転写が刺激されて食欲増進がもたらされるのです.また,報酬回路といって満足感に関係するμ-オピオイド受容体をコードする*MOA*のプロモーター領域の高メチル化が起こります.これによって,*MOA*の発現が低下して少しのことでは満足しなくなってしまいます.つまり,おいしいものを食べていると,食欲が増えて,またなまじのごちそうではなかなか満足しないという「グルメ」が出来上がってしまうのです.新郎は食事に注意が必要になります(「同窓会のくだりからは新婦さんはご主人の食事に注意しましょう」でしょうか?).

2) 新郎の生活習慣は子供に引き継がれる?

実は,さらに追い打ちをかけるような問題も指摘されています.「28. 妊娠中の母親は過度のダイエットは「NO!」」の章で,エピゲノム修飾は原則的には世代を超えて受け継がれない,と説明しました.わざわざ「原則的には」とことわっているのは例外があるからです.これを「世代を超えたエピゲノム修飾 trans-generational epigenetics」といいます.そして,世代を超えたエピゲノム修飾は父親から子供に引き継がれることが多いのです.これを「父親効果(paternal effects)」と呼んでいます[1].**図1**は,父親を高脂肪食と通常食で飼育し,雌マウスと交配し生まれてきた仔マウスの糖代謝をみたものです[2].高脂肪食で飼育した父親からの仔マウスで食後血糖が上昇し,インスリン分泌が低下しています.

d 臨床ではこう捉える！

新郎は，結婚によってそれまで独り身の貧しい食生活から，張り切っている手料理をつくる新婦による豊かな食生活に激変し，これがしばらくは続くので，食欲増進と満足閾値上昇のエピゲノム変化が起こりやすくなっています．さらに，この時期は妊娠するチャンスが多いので，これらのエピゲノム変化は世代を超えて子供に引き継がれる可能性があります．まだ臨床試験による確固たるエビデンスはありませんが，動物実験の結果からは新郎の食生活が子供の将来に影響する可能性があることが示唆されています．

ポイント

- 大人になってからエピゲノム変化が起こるためには，環境の大きな変化と新たな環境の一定期間の持続が必要です．
- 高脂肪食は，食欲増進と満足閾値の上昇をもたらすエピゲノム修飾を引き起こします．
- 父親の代謝にかかわるエピゲノム修飾は，世代を超えて子供に引き継がれることがあります．
- 父親が高脂肪食をとっていると，その子供は将来メタボリック・シンドロームになる確率が高くなるのかもしれません．

文献

1) Curley JP, et al. Epigenetics and the origin of paternal effects. Horm. Behav. 2011；**59**：306-314.
2) Ng SF, et al. Chronic high-fat diet in fathers programs β-cell dysfunction in female rat offspring. Nature 2010；**467**：963-966.

31 ワルファリン服用者は納豆が食べられないのはなぜ？

a こんなギモンがあります

ワルファリン服用中は納豆を食べてはいけないことは，ほとんどの患者さんでも知っている常識となりつつあります．医師であれば，ワルファリンの作用がビタミンK依存的であり，納豆にはビタミンKが豊富に含まれているためであることは知らない人はいないでしょう．それでは，「ワルファリンがビタミンK依存的であるとはどういうことなの？」と聞かれると，答えに窮する人もいるのではないでしょうか？　いわゆる「いまさら聞けない…．」のパターンですね．それはなぜなのでしょう？

b まず結論から

凝固因子Ⅱ，Ⅶ，Ⅸ，Ⅹは，ビタミンK依存的凝固因子と呼ばれています．これらの凝固因子が不活性型のⅡ，Ⅶ，Ⅸ，Ⅹから活性型のⅡa，Ⅶa，Ⅸa，Ⅹaになるときの反応の補酵素として還元型ビタミンKが用いられて，酸化型のビタミンKとなります．この補酵素を再利用するために酸化型ビタミンKを還元型ビタミンKにする必要があり，これを触媒する酵素をビタミンKエポキシド還元酵素（VKORC）といいます．ワルファリンが標的とするのは，この補酵素の補充に使われるVKORCです．

納豆のほかに注意が必要な食品は…

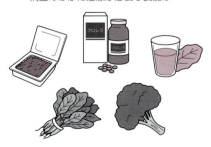

そのため，ワルファリンはビタミンKの影響を強く受けるのです．

C その根拠は？

ワルファリンの作用はビタミンK依存的ですが，ビタミンK依存的というのはどういうことなのでしょう？ 凝固因子のⅡ，Ⅶ，Ⅸ，Ⅹは，γ-グルタミルカルボキシラーゼと呼ばれるカルボキシル基(-COOH)を付加する酵素により活性型のⅡa，Ⅶa，Ⅸa，Ⅹaとなります．この反応には還元型のビタミンK（ビタミンKヒドロキノン）が補酵素として必要であり，この反応とともに還元型ビタミンKは酸化型ビタミンK（ビタミンKエポキシド）に変換されます．ビタミンKは体内では合成されないので，食事で摂取する以外ありません．通常の食事をしているぶんにはビタミンK不足になることはありませんが，かといって潤沢にあるというものでもありません．したがって，凝固系を維持するためには酸化型ビタミンとなったものを再利用する必要があります．酸化型ビタミンKを再利用するためには，当然のように還元型ビタミンKに戻してあげる必要があります．これを触媒する酵素が，ビタミンKエポキシド還元酵素（VKORC）です．<u>ワルファリンの標的は，凝固因子Ⅱ，Ⅶ，Ⅸ，Ⅹを活性化する酵素γ-グルタミルカルボキシラーゼではなくて，酸化型ビタミンKを還元型ビタミンKに戻しこの補酵素を再利用するために働くVKORCなのです</u>（図1）．

ワルファリンはこのような回りくどい働き方をするため，食事の影響や個人差が大きくなっています．ビタミンKを多く含む食事をすると還元型ビタミンKも豊富に存在するため，酸化型ビタミンKの還元型への転換が少しくらい抑制されても凝固因子のⅡ，Ⅶ，Ⅸ，Ⅹの活性化はそれほど弱くなりません．すなわち，ワルファリンの効果が減弱されてしまいます．

ところで，腸からのビタミンK吸収を担っている分子は何でしょう？ 実は，これはごく最近までわかっていませんでした．2015年 Science Translational Medicine誌で，<u>Nieman-Pick C1 like 1（NPC1L1）と呼ばれる分子が腸からのビタミンKの吸収を担っていることがわかりました</u>[1]．NPC1L1という名前を聞いたことがある人もいるのではないでしょうか？ というのも，NPC1L1は腸からのコレステロール吸収を担う酵素であり，小腸コレステロールトランスポーター阻害薬として知られるエゼチミブ（ゼチーア®）の標的分子だからです．そうであればワルファリン服用

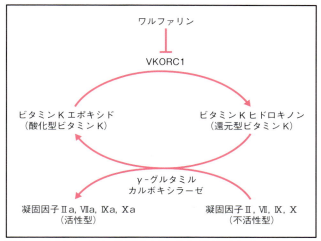

図1　ワルファリン作用とビタミンKサイクル

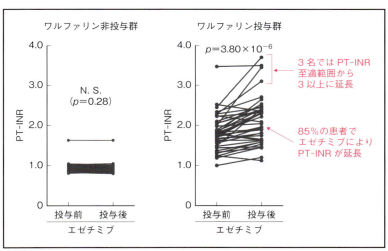

図2　ワルファリンとエゼチミブの相互作用
（文献1 Figure 5A, 5Cより改変引用）

　患者がエゼチミブ（ゼチーア®）を服用すると，ビタミンKが不足してワルファリン作用が強く出ることが予想されます．実際に，ワルファリン服用者がエゼチミブを服用するとワルファリン作用の指標となるPT-INRが優位に延長することが報告されています（図2）．

d 臨床ではこう捉える！

　ワルファリン服用者には，ビタミンKを多く含む食事は控えていただく必要があります．それは，納豆，ホウレンソウ・ブロッコリーなどのクロレラを多く含む商品です．これらの摂取によりビタミンKの過剰摂取になるとワルファリンの効果が減弱します．

　一方，エゼチミブ（ゼチーア®）の服用によりビタミンKの吸収が減少すると逆にワルファリンの効果が増強するので，出血などの副作用の危険性が増えるので，注意が必要です．

ポイント

- 凝固因子Ⅱ，Ⅶ，Ⅸ，Ⅹの活性化には，補酵素として還元型ビタミンKが必要です．
- これらの凝固因子の活性化に伴い還元型ビタミンKは酸化型ビタミンKとなりますが，これを再利用するためには再度還元型ビタミンKにする酵素VKORCが必要です．ワルファリンの直接の標的はこのVKORCです．
- ビタミンKを過剰に摂取すると，ワルファリンの効果が減弱します．
- 逆に，エゼチミブ（ゼチーア®）の服用などによりビタミンK不足となると，ワルファリン作用が増強します．

文 献

1) Takada T, et al. NPC1L1 is a key regulator of intestinal vitamin K absorption and a modulator of warfarin therapy. Sci. Transl. Med. 2015；**7**：275ra23.

索引

和 文

あ
アイソフォーム　73
悪玉コレステロール　29
アスピリン　87
アルデヒド脱水素酵素2　53
アルドステロン　24

い
遺伝子多型　54
イントロン　74

え
エクソン　74
エゼチミブ　188
エピゲノム修飾　173
エラスターゼ　83
エンテロタイプ　168

お
横紋筋融解症　91
オーダーメイド医療　54

か
核実験　104
活性アルデヒド　56
可溶性グアニル酸シクラーゼ　17
カルベジロール　125
カルペリチド　15
カルボニル化　57
還元型ビタミンK　188
緩徐活性化遅延整流カリウム電流　60

き
機能不全HDL　29
急速活性化遅延整流カリウム電流　60
凝固因子Ⅸ　83
虚血プレコンディショニング　123
巨核球前駆細胞　34
筋小胞体Ca^{2+}ポンプ　127
筋-内皮接合部　77

け
血小板血栓　83
ゲラニルゲラニルピロリン酸　91
原始HDL　43

こ
抗PCSK9抗体　142
光線力学的治療法　1
興奮-収縮連関　126, 127
抗利尿ホルモン　159
高齢出産　99
コエンザイムQ10　91
個別化医療　54
コリン　165
コレステロール逆転送　32

さ
最終分化　103
細胞周期　103
サムスカ®　157
酸化型HDL　32
酸化型LDL受容体　33
酸化型ビタミンK　188

し
上皮型Na^+チャネル　23

白川秀樹博士　67
心筋幹細胞　105
心筋細胞標的化レーザー治療　2
心筋前駆細胞　105
新生HDL　43
心臓再同期療法　115
心臓標的ペプチド　2
心肺前駆細胞　136

す
スカベンジャー受容体　34
スター1　55
スター2　55
スタチン　91
ずり応力　85
ずり速度　85

せ
成熟HDL　44
ゼチーア®　188
全ゲノム関連解析　53
選択的スプライシング　73, 74
善玉コレステロール　29
先天性心疾患　99

た
ダウン症候群　99, 109
多面性効果　32, 91

ち
遅延後脱分極　130
父親効果　184
チトクロームB5還元酵素3　79
腸内細菌叢　165, 168

て
テーラーメイド医療　54
電気的ストーム　179
点状グアニル酸シクラーゼ　17

と
トリガード・アクティビティ　130
トルサード・ドゥ・ポアンツ　61
トルセトラピブ　31
トルバプタン　157
トロンボポエチン　34

な
内弾性板　77
内皮型一酸化窒素（NO）合成酵素　32, 77

に
ニトログリセリン　15

は
肺静脈隔離術　133
肺静脈心筋スリーブ　133
肺胞-毛細血管バリア　9
バソプレシン　159
バソプレシンV_2受容体　157
ハンプ®　15

ひ
ヒストンアセチル化　174
ビソプロロール　125
ビタミンKエポキシド　188
ビタミンKエポキシド還元酵素　188
ビタミンKヒドロキノン　188

ふ
フィブリン血栓　83
ブメタニド　109
ブルガダ症候群　179
プロドラッグ　56

へ
ペースメーカ誘導性一時的非同期　122
ヘモグロビン　78

ほ
放射線治療　104
ホスホジエステラーゼ　17

み
ミエロペルオキシダーゼ　39
味覚　24
水チャネル　159
ミネラルコルチコイド受容体　25

や
薬物代謝酵素　56

よ
ヨードデオキシウリジン　104

り
リエントリー性不整脈　153
ループ利尿薬　109

れ
冷戦時代　104
レシチン-コレステロールアシルトランスフェラーゼ　43

わ
ワルファリン　187

数字
21トリソミー　109

欧文

A
ABO血液型　71
AIM-HIGH study　31
ALDH2　53
ALDH2*1　55
ALDH2*2　55
alveolar-capillary barrier　9
angiophagy　161
anti-diuretic hormone (ADH)　159
apoE KOマウス　48
AQP2　159

B
$β_3$受容体　49
$β$ブロッカー　125

C
Ca^{2+}誘発Ca^{2+}放出 (CICR)　127
Ca^{2+}リーク　128
cardiac re-synchronization therapy (CRT)　115
cardiac stem cell (CSC)　105
cardiac targeting peptide (CTP)　2
cardiac-pulmonary progenitor (CPP)　136
cardiosphere由来細胞 (CDC)　106
CAST (Cardiac Arrhythmia Suppression Trial)　151
CETP (cholesterol ester transfer protein)　30
CETP阻害薬　29
CHA_2DS_2-VASc　84
$CHADS_2$　84
CYB5R3　79
CYP450　56

D
delayed-after-depolarization (DAD)　130
DNAメチル化　174
Dutch famine 1944　173
dysfunctional HDL　29

E

electrical storm　179
endothelial NO synthase (eNOS)　32, 77
enterotype　168
epithelial Na^+ channel　23
evolocumab　142
excitation-contraction coupling (EC coupling)　126, 127

F

FUSION II　20

G

Genome-Wide Association Study (GWAS)　53

H

HDLコレステロール　29
hERG　59
hitoe　68
Human microbiome project　170

I

ICU勤務　145
IdU　104
I_{Kr}　60
I_{Ks}　60
ILLUSTRATE study　31
internal elastic lamina　77
ischemic pre-conditioning　123

K

KCNQ1　59

L

L-カルニチン　165
LCAT　43
LDLコレステロール　29
LDL受容体　140

LOX-1　33

M

mature HDL　44
MI beget MI　50
myeloperoxidase (MPO)　39
myoendothelial junction (MEJ)　77

N

Na/K/Cl共輸送体 (NKCC)　110
NADPH oxidase (NOX)　92
nascent HDL　43
$Na_V1.5$　60
Nieman-Pick C1 like 1 (NPC1 L1)　188

O

OSLER　142

P

pacemaker-induced transient asynchrony (PITA)　122
paraoxonase-1 (PON-1)　33
paternal effects　184
PCSK9 (proprotein convertase subtilisin/kexin type 9)　139
photodynamic therapy (PDT)　1
pleiotropic effects　32, 91
primitive HDL　43
pulmonary vein myocardial sleeve　133
punctase guanylate cyclase (pGC)　17

Q

QT延長症候群　59

R

reverse cholesterol transport (RCT)　32

S

Scna5a　60

SERCA 127
shear rate 85
shear stress 85
siRNA（small interfering RNA） 78
soluble guanylate cyclase（sGC） 17
SR-BI 34
SRE（sterol responsive element） 140
SREBP（sterol responsive element binding protein） 140

T

terminal differentiation 103

torcetrapib 31
triggered activity 130
TRPV4 7

V

VKORC 188
VT/VFストーム 179

W

W杯 145

---------- 著者紹介 ----------

古川　哲史（ふるかわ　てつし）

1983年	東京医科歯科大学医学部卒業
1989年	東京医科歯科大学大学院修了
1989年	米国マイアミ大学医学部循環器内科リサーチアシスタントプロフェッサー
1991年	日本学術振興会特別研究員
1994年	東京医科歯科大学難治疾患研究所自律生理部門助手
1999年	秋田大学医学部生理学講座助教授
2003年	東京医科歯科大学難治疾患研究所生体情報薬理学分野教授

[専門分野] 循環器内科学，循環薬理学

[学会] 日本不整脈心電学会（理事），日本循環器学会，日本薬理学会（評議員），日本生理学会（評議員），日本循環薬理学会（幹事），国際心臓研究会（ISHR）日本部会（評議員），American Heart Association, Heart Rhythm Society

[著書]
『目からウロコの心電図』（ライフメディコム）
『そうだったのか！臨床に役立つ不整脈の基礎』（メディカル・サイエンス・インターナショナル）
『そうだったのか！臨床に役立つ循環薬理学』（メディカル・サイエンス・インターナショナル）
『そうだったのか！臨床に役立つ心血管ゲノム医学』（メディカル・サイエンス・インターナショナル）
『心臓イオンチャネル A to Z』（ライフメディコム）
『そうだったのか！臨床に役立つ心臓の発生・再生』（メディカル・サイエンス・インターナショナル）
『循環器治療薬パーフェクトガイド』（総合医学社）

リクツがわからずに診療していませんか？
臨床力をアップさせる循環器のギモン31

2016年11月1日　発行	著　者　古川哲史
	発行者　小立鉦彦
	発行所　株式会社 南江堂
	〒113-8410　東京都文京区本郷三丁目42番6号
	☎（出版）03-3811-7236　（営業）03-3811-7239
	ホームページ http://www.nankodo.co.jp/
	印刷・製本　真興社
	装丁　渡邊真介

31 Questions of Cardiovascular to Up the Clinical Competency
© Nankodo Co., Ltd., 2016

定価は表紙に表示してあります．　　　　　　　　　Printed and Bound in Japan
落丁・乱丁の場合はお取り替えいたします．　　　　ISBN978-4-524-25444-6

本書の無断複写を禁じます．

JCOPY〈（社）出版者著作権管理機構 委託出版物〉

本書の無断複写は，著作権法上での例外を除き禁じられています．複写される場合は，そのつど事前に，（社）出版者著作権管理機構（電話 03-3513-6969，FAX 03-3513-6979，e-mail: info@jcopy.or.jp）の許諾を得てください．

本書をスキャン，デジタルデータ化するなどの複製を無許諾で行う行為は，著作権法上での限られた例外（「私的使用のための複製」など）を除き禁じられています．大学，病院，企業などにおいて，内部的に業務上使用する目的で上記の行為を行うことは私的使用には該当せず違法です．また私的使用のためであっても，代行業者等の第三者に依頼して上記の行為を行うことは違法です．